HEYNE ‹

W0013144

Die Autorin

Dr. Vivien Suchert, geboren 1990 in Halle (Saale), ist Diplom-Psychologin und beschäftigte sich während ihrer Promotion intensiv mit dem Risiko, das unser Sitzverhalten für unsere Gesundheit bedeutet.

Sie betreibt den Blog www.movethemoment.com, der sich rund um das Thema Bewegung dreht: von wissenschaftlichen Studien über die besten Trainingsmethoden bis hin zu Tipps für einen bewegten Alltag.

Auf der Internetseite zum Buch www.sitzen-ist-fürn-arsch.de finden Sie neben aktuellen Terminen auch einige Extras, wie etwa einen Test, mit dem Sie herausfinden können, wie sitzabhängig Sie wirklich sind.

Dr. Vivien Suchert

Sitzen ist fürn Arsch

Warum die sitzende Lebensweise unsere Gesundheit
gefährdet und was wir dagegen tun können

WILHELM HEYNE VERLAG
MÜNCHEN

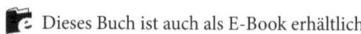 Dieses Buch ist auch als E-Book erhältlich.

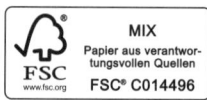

Verlagsgruppe Random House FSC® N001967

2. Auflage

Originalausgabe 07/2017

Copyright © 2017 by Wilhelm Heyne Verlag, München,
in der Verlagsgruppe Random House GmbH,
Neumarkter Straße 28, 81673 München
Redaktion: Dr. Carina Heer
Umschlaggestaltung: Nele Schütz Design, München,
unter Verwendung eines Motives von ©Vivien Suchert
Satz: Buch-Werkstatt GmbH, Bad Aibling
Druck: GGP Media GmbH, Pößneck
Printed in Germany
ISBN: 978-3-453-60437-7

www.heyne.de

Inhalt

Vorwort

Nach einem langen, anstrengenden Tag stand er hungrig und mit leeren Händen da. Frustriert stieg er in sein Auto. Auf dem Weg nach Hause hielt er noch am Drive-in-Schalter einer Fast-Food-Kette. Noch während der Weiterfahrt verschlang er seine Mahlzeit. Ihm, als stolzen Besitzer eines Vollautomatikautos, bei dem man ja fast nicht mehr schalten muss, war das problemlos möglich. Er musste also nur noch ruhig sitzen … und kauen. Aber unter uns: Jeder, der in seinem Leben schon mal gekaut hat, weiß, wie unfassbar anstrengend das sein kann. An der Haustür angekommen fiel er aus dem Sitz direkt in den Fahrstuhl, der ihn ins erste Stockwerk brachte. Jetzt die Treppe zu nehmen, dafür war er einfach zu kaputt. Immerhin hatte er den ganzen Tag im Büro verbracht. Er gesellte sich zu seiner Frau auf die Couch und ließ sich vom Fernsehprogramm berieseln. Als es allmählich spät wurde, gingen sie ins Bett. Schließlich musste er am nächsten Tag fit sein, denn es stand ein intensives Sportprogramm mit seinen Kumpels auf dem Plan. Ganze neunzig Minuten Fußball – auf und ab, links und rechts, schnell und langsam. Eine ziemliche Beanspruchung von Augen und Halsmuskulatur, wenn man so angestrengt vom Stadionsitz aufs Spielfeld schauen muss. Und der Bierbecher hält sich ja auch nicht von allein.

Seine Frau hatte es auch nicht besser. Sie traf sich mit ein *paar ihrer Freudinnen zu einer Thermomix-Party. Die Frauen würden sich von einer Vertreterin Rezepte zeigen lassen, die der Thermomix fast von selbst zubereitet. Aber von wegen »fast von selbst«, die Zutaten musste man vorher ja schließlich selbst nach Hause schleppen und mühsam in den Mixer geben. Vielleicht würde sie demnächst einmal so einen Supermarktlieferservice ausprobieren – das würde ihr in ihrem stressigen Alltag wenigstens etwas Entlastung bringen. Doch wenigstens auf der Party musste sie keinen Finger rühren. Sie hoffte nur inständig, dass genug Stühle da waren und sie dem Hightechgerät nicht im Stehen bei der Arbeit zusehen muss.*

Das hört sich übertrieben an?

Ein bisschen faul?

Ein bisschen träge?

Nun ja, im Grunde sieht es heutzutage so oder so ähnlich bei den meisten von uns aus. Unser Alltag ist voll von Beschäftigungen, denen wir im Sitzen nachgehen. Sei es im Büro, im Auto, zu Hause auf dem Sofa oder abends mit Freunden in einer Bar. Wenn man sich den Tagesverlauf der meisten Menschen einmal genau ansieht, scheint es, sie würden letztlich nur von einer Sitzgelegenheit zur nächsten wechseln. In öffentlichen Verkehrsmitteln kämpfen wir um jeden freien Sitzplatz und verstehen jeden leeren Stuhl nicht nur als Einladung, sondern sogar als direkte Aufforderung, es uns bequem zu machen. Wer könnte da Böses ahnen?

James A. Levine von der Mayo Clinic in Arizona, der sich seit Jahrzehnten mit den negativen Folgen unseres überwiegend sitzenden Lebensstils befasst, wurde in den Medien häufig mit der Aussage zitiert: »Sitzen ist das neue Rauchen«. Mittlerweile weiß man mehr. Denn Sitzen ist nicht etwa das neue Rauchen. Tatsächlich gehen die negativen gesundheitlichen Folgen sogar noch über die des Rauchens hinaus. In seinem Buch *Get Up!* spricht Levine von »Chairaddiction«, sprich Stuhlabhängigkeit. Tatsächlich klingt dieses Wort doppelt schlimm. In diesem Falle ist jedoch die Abhängigkeit vom Sitzmobiliar gemeint. Fakt ist: Wir können fast alles im Sitzen machen: arbeiten, einkaufen, uns fortbewegen, spielen, einfach alles. Doch was noch viel schlimmer ist: Weil wir mittlerweile echte Sitzabhängige und Bewegungsphobiker sind, tun wir das tatsächlich auch. In Anbetracht unserer beeindruckenden Fähigkeiten als Hochleistungssitzer fällt es schwer zu glauben, dass wir von wahren Athleten abstammen, die in den Steppen Afrikas als Jäger und Sammler die ersten Zeilen unserer Erfolgsgeschichte schrieben. Optisch scheinen wir lediglich ein paar ästhetische Sprünge innerhalb der letzten 200 000 Jahre gemacht zu haben – unser Lebensstil unterscheidet sich hingegen ganz grundlegend von dem unserer Vorfahren. Bei ihnen waren Ruhephasen im Sitzen noch kleine Inseln der Erholung in ihrem sonst sehr bewegten Alltag. Heutzutage ist es genau umgekehrt. Bewegung hat in unserem Leben inzwischen echten Seltenheitswert. Und für viele Bürostuhltäter ist körperliche Ertüchtigung eher eine lästige Pflicht, die so weit es geht vermieden wird. Zwar sind wir als sogenannte moderne Menschen unseren Urahnen in vielem überlegen und haben ganze Quantensprünge gemacht, was solche Dinge wie Essen oder gesundheitliche Versorgung angeht, doch etwas ganz Grundlegendes scheinen wir von den frühen Menschen lernen zu können: Unser Körper ist dazu geschaffen, aktiv zu sein. Und nicht dafür, den ganzen Tag an einen Stuhl gefesselt zu werden und, wenn überhaupt, die Finger auf der Tastatur zu bewegen.

Ich gehöre zu den Menschen, die gemeinhin als sportlich bezeichnet werden. Schon seit meiner Kindheit habe ich mehrmals pro Woche Sport im Verein betrieben, und auch in meiner Freizeit war ich gern körperlich aktiv. Zwar habe ich die Vereinskarriere im Judo mit 16 an den Nagel gehängt, den Sport jedoch nicht. Sieht man sich die Bewegungsempfehlungen der Weltgesundheitsorganisation an, war ich eigentlich immer ausreichend aktiv. Nachdem ich mein Studium in Psychologie 2012 abgeschlossen hatte, trat ich 2013 eine Stelle als Doktorandin und wissenschaftliche Mitarbeiterin am Institut für Therapie- und Gesundheitsforschung in Kiel an. Ich arbeitete in einem Projekt zur Bewegungsförderung bei Jugendlichen. Bei meinen anfänglichen Recherchen auf der Suche nach einem geeigneten Promotionsvorhaben kam ich dann auch das erste Mal mit dem Thema Sitzen in Berührung. Die wissenschaftlichen Erkenntnisse, auf die ich stieß, setzten mich in Erstaunen. Sie waren ungemein gravierend und zugleich bislang weitestgehend unbeachtet geblieben. Ich beschloss also, mich näher damit zu beschäftigen.

Als Psychologin interessierte mich besonders der Zusammenhang mit der psychischen Gesundheit bei Jugendlichen. Darüber hinaus stellte ich aber auch mein eigenes Bewegungsverhalten infrage. War ich wirklich so sportlich, wie ich immer dachte? Die Antwort lag auf der Hand: Ich hatte einen Bürojob, dem ich überwiegend im Sitzen nachging, ich schaute abends gern fern, und seitdem ich ein Auto hatte, blieb dieses meist auch nicht ungenutzt. Die eine Stunde

Sport, die ich im Schnitt fast jeden Tag trieb, war zwar ein guter Anfang, aber beruhigte im Endeffekt nur mein Gewissen. Denn eigentlich verlangte mein Körper, so wie der von jedem von uns, nach mehr: mehr Bewegung, mehr Aktivität. Er will gefordert werden. Je mehr ich mich mit dem Thema Sitzen beschäftigte, desto mehr versuchte ich auch an meinem eigenen Lebensstil zu schrauben. Das war gar nicht so einfach und ist es übrigens auch bis heute nicht. Denn viele Arbeiten erfordern schlichtweg, dass man am Computer sitzt. Welches Unternehmen stellt den Mitarbeitern schon Stehtische – idealerweise sogar mit einem Laufband davor – zur Verfügung? Und mal ehrlich: Was gibt es nach einem anstrengenden Arbeitstag Schöneres als den ganzen Abend auf der Couch zu lümmeln?

Im Endeffekt habe ich begonnen, ganz kleine Dinge zu verändern. Wenn ich beispielsweise irgendetwas bei der Arbeit lesen musste, dann habe ich das häufig im Stehen gemacht und mit ein paar Wadenhebern verbunden, Ausdrucke habe ich mit Vorliebe in vereinzelten Ladungen geholt, und Tee gab es nur in Tassenportionen, nicht kannenweise. Auch mein Fahrrad kam auf dem Weg zur Arbeit immer häufiger zum Einsatz. Das sorgte für den extra Muntermacher am Morgen. Statt Werbepausen mit Rumzappen zu verbringen, nutzte ich die Zeit, um irgendetwas zu erledigen. Auch wenn der Berufsalltag einen häufig sehr starren Rahmen vorgibt, liegt es an uns, die kleinen Umwege zu nehmen, die sich uns bieten.

Und darum wird es in diesem Buch gehen. Ich möchte Ihr Bewusstsein für ein gesundheitliches Risiko schärfen, das viele noch gar nicht als solches erkennen. Wir sitzen jeden Tag, ohne auch nur einen Gedanken daran zu verschwenden, ob das gut ist oder sogar zu viel. Mein Ziel ist es, Menschen zum Umdenken zu bringen und zu einem bewussteren Umgang mit unseren Sitzgewohnheiten. Neben den wissenschaftlichen Fakten zu den gesundheitlichen Folgen unseres sitzenden Lebensstils braucht es dafür vor allem auch Informationen darüber, wie Sie der Sitzfalle entkommen können, um die ersten Schritte in ein aktiveres Leben zu gehen.

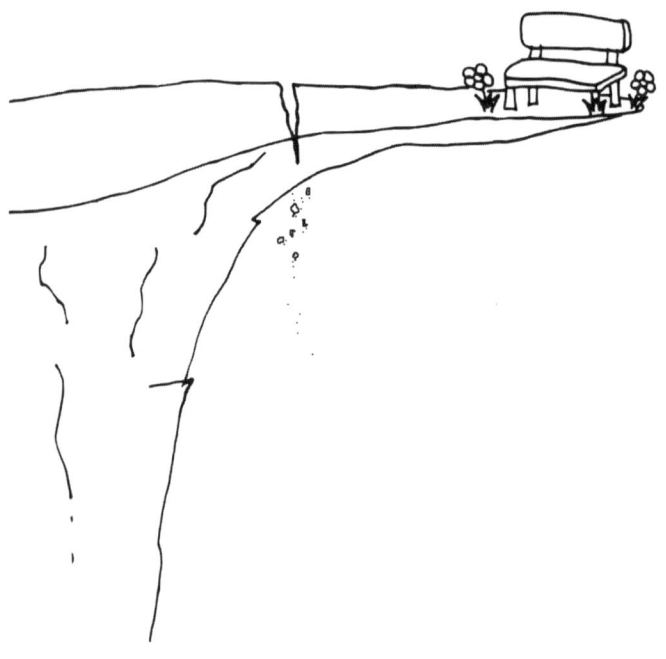

Wie alles begann

Vor über 200 000 Jahren nahm die Geschichte des modernen Menschen, des Homo sapiens, ihren Anfang im Großen Afrikanischen Grabenbruch. Von Dürren heimgesucht, verließen die ersten Stämme vor rund 130 000 Jahren ihre Heimat auf der Suche nach neuem Land und neuen Nahrungsquellen. Sie wussten nicht, wohin sie dieser Weg führen würde, doch jeder ihrer Schritte schrieb die Erfolgsgeschichte des modernen Menschen ein Stück weiter. Über die Arabische Halbinsel gelangten sie entlang der Küste nach Südostasien und Australien im Osten, welches damals noch nur durch eine schmale Meerenge von Asien getrennt war. Vor etwa 50 000 Jahren erreichten sie Europa. Die rasante Entwicklung des Homo sapiens war nicht mehr aufzuhalten. Doch wer waren diese Menschen, in deren Fußspuren wir heute laufen?

Nun, es waren Menschen wie Ottfried. Ottfried? Der ein oder andere wird sich nun fragen, wieso bitte muss der Ottfried heißen? Nun ja, warum nicht? Auch damals waren die Eltern nicht perfekt, aber immerhin benannten sie ihre Kinder nicht nach Städten oder absurden Kombinationen amerikanischer Namen. Aber zurück zum Kern: Ottfried war als sogenannter Jäger und Sammler der typische »Durchschnittsbürger« des Neolithikums, der sogenannten Jungsteinzeit. Stattliche 1,70 groß, Haare wie der junge Jon Bon Jovi, markantes Gesicht und eine Menge Fell am Körper, sowohl eigenes als auch fremdes. Alles in allem nicht gerade das, was Frau heutzutage ein Prachtexemplar nennen würde. Und dennoch könnte sich so ziemlich jeder moderne Mann von heute eine große Scheibe abschneiden. Denn Ottfried war ein Modellathlet. Ein Leistungssportler, ohne es zu wissen.

Als Jäger und Sammler führte der Weg von Ottfried und seinem Klan vor fast 21 000 Jahren durch das Gebiet des heutigen Frankreichs. Die Erde befand sich auf dem Höhepunkt der letzten Kaltzeit oder, besser gesagt, dem Tiefpunkt. Gletscher hatten sich vom Nordpol kommend ausgebreitet und bedeckten große Teile Europas. Nordeuropa glich einer Eiswüste, die zum Süden hin in trockene Steppen- und Tundragebiete überging. Hier waren auch Ottfried und sein Stamm unterwegs. Die Tierwelt war von großen Säugetieren und Vögeln geprägt, die allerdings nur unregelmäßig Ottfrieds Weg kreuzten. Viele von ihnen starben mit Ende der letzten Kaltzeit aus. Für die Menschen von damals waren Riesenhirsche, Höhlenlöwen, Höhlenbären, Säbelzahntiger und natürlich auch Mammuts überlebensnotwendig. Die Nächte waren finster und kalt. In dichtes Fell eingegraben, wärmten sich Ottfried und seine Freunde am Feuer, fertigten hauchdünne Speerspitzen aus Stein und waren stets auf der Suche nach neuer Beute.

Die feuerrote Himmelskugel hatte bereits den Horizont passiert. Der Tag glühte sanft in den Wolken nach. Plötzlich. Ein Knacken. Ottfried, der gerade über das Abendessen nachgedacht hatte, schreckte hoch. Er war bereits müde vom langen Tag, doch innerhalb eines Sekundenbruchteils waren seine Sinne hellwach. Vor ihm, im Abstand von wenigen Metern, kreuzte ein riesiges Tier sei-

nen Weg. Ein Hirsch. Ein stattlicher Bulle mit mächtigem Geweih. Für Ottfried, der sich bis vor wenigen Minuten schon auf eine weitere Mahlzeit aus Wurzeln eingestellt hatte, war das die große Chance. Schon seit dem frühen Morgen durchstreifte er die Wälder auf der Suche nach möglicher Beute. Sein Klan wartete seit nunmehr einer Woche auf Jagderfolg. In den vergangenen zwölf Stunden hatte Ottfried bereits mehr als 25 Kilometer zurückgelegt. Sein Weg hatte ihn durch dichte Wälder geführt, durch zwei Flüsse hindurch und über mehrere kleinere Berge hinweg. Auf seiner Tour hatte er seinen Speer verloren. In mühsamer Kleinarbeit und mit einfachen Steinwerkzeugen musste er sich einen neuen herstellen. Denn ohne Speer wäre sowieso alles für die Katz gewesen. Nicht nur, dass die Jagd so unmöglich war – ohne Speer war er statt einem Jäger nur eine leichte Beute.

Und hier war sie nun, die Möglichkeit, endlich wieder Fleisch nach Hause bringen zu können. Im hohen Gras, versteckt hinter Farnen, kauerte Ottfried angespannt. Unmittelbar vor ihm schritt dieses stolze Tier vorüber. Hoch konzentriert und durchströmt von Adrenalin verfolgten seine Augen die Beute. Sein Herz pumpte mit schnellen, kräftigen Stößen das Blut durch seinen Körper. Die Muskeln unter Hochspannung näherte er sich dem Riesenhirsch. Ruhig, fast grazil wie eine Katze bewegte er sich langsam auf das übermannshohe Tier zu. Den Speer mit einer Hand fest im Griff und mit der anderen Hand die Pflanzen zur Seite biegend, setzte er einen Fuß vor den anderen. Und auf einmal. Ein Knacken. Ottfried war auf einen trockenen Ast am Boden getreten. Dies war er, der

Moment der Entscheidung. Urplötzlich hielt der Hirsch inne. Er hob den Kopf und wandte ihn direkt in Richtung des Geräusches. Jetzt oder nie. Ottfried sprang auf, lehnte die rechte Schulter weit zurück, den Speer fest im Griff. In derselben Sekunde setzten sich die Beine des Hirschs mit voller Kraft in Bewegung. Ottfried holte aus, warf, der Speer zischte los ... und verfehlte den Hirsch.

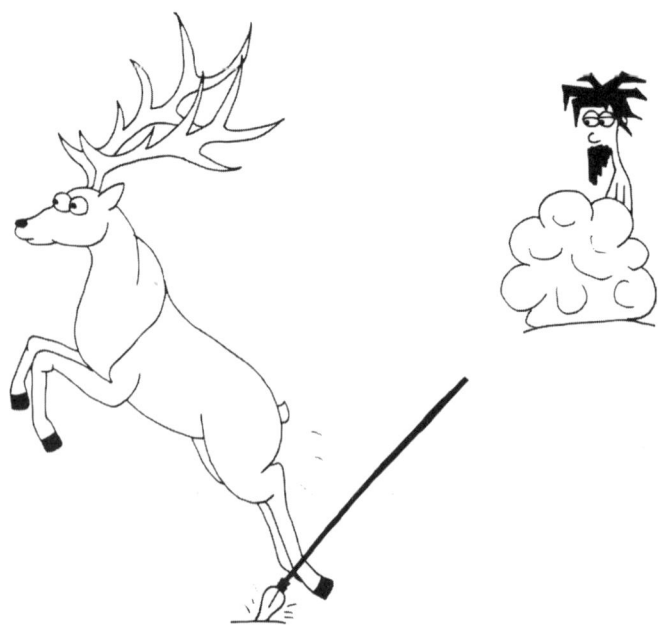

Die Rauchschwaden des Feuers stiegen fast senkrecht in die kalte Mittagsluft. Ottfrieds Frau Erna war mit den anderen Frauen des Klans noch auf der Suche nach Beeren und anderen essbaren Pflanzen. Er bearbeitete einen

Stein, um daraus eine neue Speerspitze zu formen. Die letzte war zerbrochen, als er den Hirsch am Tag zuvor nur knapp mit seinem Speer verfehlt hatte und dieser entkommen war. Während die Kinder einander im Spiel mit Stöcken jagten, hielt sein Bruder Karl das Feuer am Laufen. Über knackendes Dickicht kamen Hermann und Kurt zurück zum Lager. Die Männer hatten sich am frühen Morgen aufgeteilt, um die Chancen auf Beute zu erhöhen. Hermann und Kurt kamen jedoch mit leeren Händen zurück. Allerdings hatten sie bei ihrem Streifzug so gewaltige Tiere gesehen, wie noch nie zuvor. Sie waren riesig, mit langen Zähnen und zotteligem braunen Fell. Das Fleisch eines solchen Tieres würde eine ganze Weile für den gesamten Klan reichen. Nachdem sie sich kurz gestärkt hatten, gingen die Männer des Klans gemeinsam zum Rastplatz der Tiere.

Ottfried war überwältigt von ihrer Größe. Da er und seine Freunde nicht wussten, wie schnell die Tiere weiterziehen würden, machten sie sich sogleich bereit für den Angriff. In der Herde, auch wenn sie nur aus sechs Tieren bestand, könnten sie diese übermächtigen Wesen niemals angreifen. Sie mussten eines der Tiere von der Herde trennen. Doch auch dann würde ein einziger Speerstoß vermutlich nicht ausreichen, das Tier zu erlegen. Sie mussten sich gemeinsam auf das Tier stürzen. Das würde nicht einfach werden. Doch seit Wochen hatten sie keine große Beute mehr gefunden, die alle hungrigen Mäuler stillen konnte. Sie brauchten dringend reichhaltige Nahrung. Sie mussten es riskieren. Und sie taten es.

Die Jagd war aufreibend und blutig – auf beiden Seiten.

Hermann wurde sogar von einem der gewaltigen Stoßzäh-
ne aufgespießt. Doch es gelang ihnen, das Jungtier zu iso-
lieren und in die Enge zu treiben. In einer Felsenschlucht
umzingelten sie den kleinen Riesen. Mit gezielten Speer-
stößen suchten sie die Schwachstellen des Tieres, bis sie es
schließlich erlegt hatten.
Es dauerte viele, viele Stunden bis das Tier komplett aus-
einandergenommen und in Stücken zum Lagerplatz ge-
schleppt wurde. Der ganze Klan packte mit an, kratzte
das kostbare Fleisch in aller Eile von den Knochen. Der
Fleisch- und Blutgeruch konnte Raubtiere anlocken, wes-
wegen sie stets auf der Hut sein mussten. Ottfried brauch-
te seine ganze Kraft, um den Schädelknochen des erlegten
Tieres zu öffnen, um an das nahrhafte Gehirn heranzu-
kommen. Eine besondere Spezialität. Auch die langen
Röhrenknochen wurden mühsam geöffnet und das Kno-
chenmark herausgeschabt. Die Kinder sammelten eifrig
Feuerholz. Ein seltenes Festmahl.

So oder so ähnlich ist der Alltag von Ottfried und vieler anderer Bewohner der Jungsteinzeit abgelaufen. Die Betonung
liegt auf »gelaufen«. Als Nomaden zogen sie durch die Lan-
de, stets auf der Suche nach neuen Nahrungsquellen, und erhielten sich von dem am Leben, was die teils karge Natur ihnen lieferte. Dazu zählte das Fleisch erlegter Tiere genauso
wie wildes Gemüse, Nüsse oder Wurzeln. Es war eine gefähr-
liche Zeit, in der das Wetter, wilde Tiere und körperliche Erschöpfung unzählige Leben kosteten. Körperliche Fitness und
permanente Wachsamkeit waren unverzichtbar. Beim gemütlichen Abendessen am Feuer hätte es jederzeit passieren kön-

nen, dass ein Rudel Wölfe seinen Teil der Beute einforderte. Wer die tagelangen Märsche nicht durchhielt, auf den konnte meist keine Rücksicht genommen werden. Wir hätten damals vermutlich keine gute Figur abgegeben, im wahrsten Sinne des Wortes. Ottfried dagegen eine umso bessere.

Was dann geschah

Unser heutiger Lebensstil gleicht dem von Ottfried und Co. jedoch nicht im Geringsten. Ihre Höhlen sind Stahlbeton- und Glasbauten gewichen. Anstatt unsere Tage als Jäger und Sammler mit der mühseligen Nahrungssuche zu verbringen, fahren wir in den nächstgelegenen Supermarkt und decken uns mit allerlei überflüssigem Essen ein. Am Abend schauen wir in die Glotze anstatt in die Sterne, und statt uns am Lagerfeuer zu wärmen, drücken wir auf den Knopf der Zentralheizung – per Fernbedienung vom Sofa aus, versteht sich. Doch was ist eigentlich passiert, dass von den einstigen Modellathleten fast nur noch Couchpotatos übrig sind?

Vom Nomaden zum Landwirt

Stühle sind nicht einfach irgendwann vom Himmel gefallen und haben all die aktiven Jäger und Sammler erschlagen, bis keiner mehr umherrannte, sondern jeder nur noch brav in seiner Hütte auf den von Gott gesandten Sitzmöbeln saß. Nein, all das hat deutlich länger gedauert.

Mit dem Ende der letzten Kaltzeit änderte sich nicht nur das Klima, sondern auch die Lebensweise der damaligen Jäger und Sammler. Um 15 000 v. Chr. begann das Eis sich in Richtung der Polkappen zurückzuziehen. Davor hatte es fast 40 Prozent der Oberfläche der nördlichen Hemisphäre bedeckt. Es dauerte mehrere tausend Jahre bis Europa nicht mehr länger eine Eiswüste, sondern fruchtbares und bewohnbares Land war. Auf diesen Zeitraum lässt sich ein wesentlicher Meilenstein in der Menschheitsgeschichte datieren: die Neolithische Revolution. Sie markiert den Übergang von der Mittel- zur Jungsteinzeit, vom Nomadentum zur Sesshaftigkeit, vom Jäger und Sammler zum Bauern. Kurzum: Die Menschen schmissen ihre Speere weg und begannen sich Stühle zu bauen. Na ja … so in etwa. Das war er also, der Anfang allen Übels.

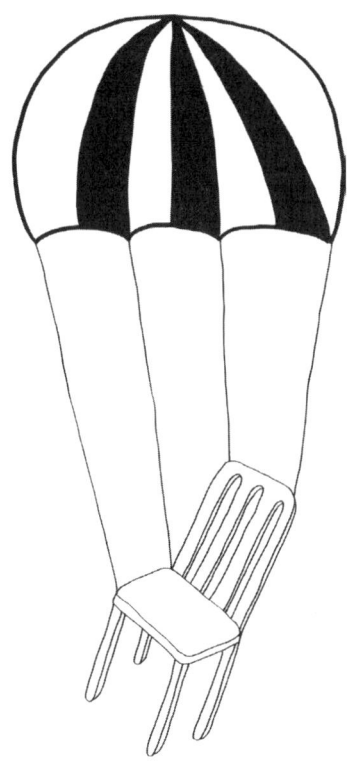

Die Neolithische Revolution nahm ihren Ursprung vermutlich im heutigen Mittleren Osten. Die wärmeren Temperaturen ließen Flora und Fauna gedeihen, sodass unsere steinzeitlichen Vorfahren endlich an einem Ort satt werden und sich dort niederlassen konnten. Nach und nach fingen sie an, selbst Pflanzen anzubauen und sich eigene Tiere zu halten: die Anfänge des Ackerbaus und der Viehzucht, wie wir sie kennen. Im Laufe der Zeit wurde wildes Getreide, vor allem Weizen und Gerste, domestiziert. Die Menschen hielten sich Schafe, Ziegen oder Rinder, wodurch auch die Fleisch- und Milchversorgung gesichert war. Zudem lieferten die Tiere Wolle und Felle. Der Übergang zu einer produzierenden Lebensweise, das heißt der Erzeugung eigener Güter sowie die Entwicklung der Vorratslagerung, wird in der Wissenschaft teilweise als wichtigster Schritt der Menschheitsgeschichte angesehen. Die Menschen mussten auf der Suche nach Nahrung nicht länger umherwandern, sondern konnten an einem Ort Nahrungsmittel und andere Güter produzieren, diese lagern und somit in ertragsreichen Zeiten für kargere Monate vorsorgen. Mit der Zeit begannen immer mehr Menschen an einem Ort zu siedeln. Genau zu dieser Zeit gewann der Mensch übrigens auch einen seiner besten Freunde: den Hund. Allerdings saß damals noch kein süßer, kleiner Jack Russell Terrier, kein Dalmatiner oder Chihuahua vor dem Eingang der Hütten, sondern ein wilder Wolf. Einige Wölfe waren von Natur aus deutlich zutraulicher als andere, sodass sie gezähmt werden konnten. Irgendwann entwickelten sich aus den wilden Wölfen die ersten Hunde. Sie waren den Menschen stets zur Seite, wenn es darum ging, das Vieh zusammenzuhalten, zu jagen oder die eigene Hütte zu bewachen.

Irgendwann wichen die Holzhütten richtigen Steinhäusern, aus den Siedlungen wurden Dörfer und aus den Bauern wurden Landwirte. Die Menschen waren einfallsreich und spezialisierten sich zunehmend auf bestimmte Berufe wie beispielsweise Schafhirte oder Getreidebauer.

Doch wer jetzt denkt, als Bauern hätten unsere Vorfahren nun endlich ein entspanntes und geregeltes Leben gehabt, der irrt. Denn immer noch war die Arbeit ausgesprochen hart und mühselig. Wer selbst schon einmal im Garten etwas angebaut und geerntet hat, der weiß, dass landwirtschaftliche Arbeit immer mit körperlicher Aktivität einhergeht. Damals hatte man zudem noch keine Maschinen, die beim Pflügen der Äcker, der Aussaat oder dem Melken der Kühe halfen. Somit war all dies mit enormer körperlicher Anstrengung der Menschen verbunden. Zwar erleichterten nach und nach Tiere, Wind- und Wassermühlen die tägliche Arbeit, dennoch war nach wie vor vieles, was die Menschen taten und herstellten, an den Verbrauch eigener Energie gekoppelt – heutzutage kaum vorstellbar, in Zeiten, in denen man Lebensmittel via Internet bestellen und sich direkt nach Hause liefern lassen kann, der Geschirrspüler im Handumdrehen aus dreckigem Geschirr sauberes zaubert und wir uns schon ärgern, wenn wir in der nächsten Querstraße parken müssen, weil vor dem eigenen Haus keine Lücke mehr frei ist.

Die Landwirtschaft blieb lange Zeit der Alltag der Weltbevölkerung. Im Deutschland des 18. Jahrhunderts lebten rund 90 Prozent der Menschen auf dem Land, von denen ein Großteil hauptberuflich als Bauern tätig war. Okay, könnte man jetzt denken, wenn die Landwirtschaft vor noch gar nicht so langer Zeit weltumspannend das hart verdient täglich Brot für den Großteil der Bevölkerung war, dann sind die ganzen Couch-Potatos irgendwann einfach mit einem UFO auf die Erde gekommen, um sie kriegerisch an sich zu reißen? Aus weltgeschichtlicher Sicht sieht es tatsächlich ein wenig danach aus. Denn die meisten entscheidenden Veränderungen im menschlichen Lebensstil fanden innerhalb der letzten 250 Jahre statt – innerhalb einer Zeit kurz wie ein Wimpernschlag angesichts der langen Menschheitsgeschichte.

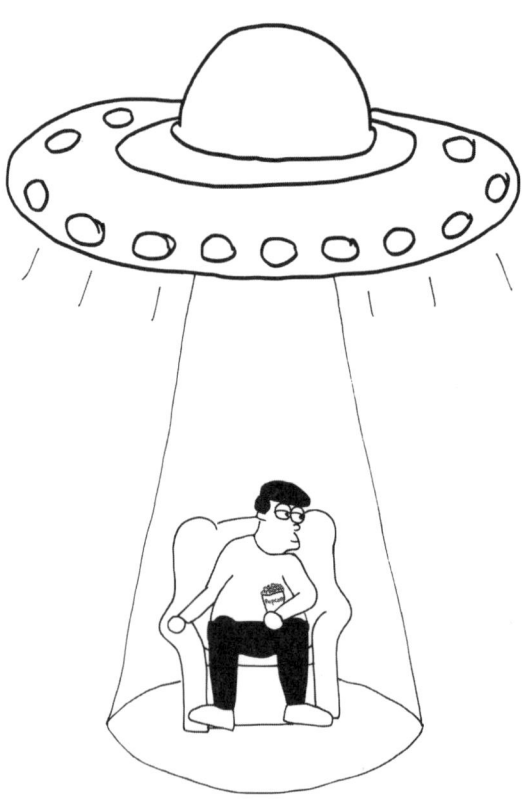

Die Amish – vorindustrielle Alltagsathleten

Um heute noch nachvollziehen zu können, wie sehr sich der vorindustrielle Lebensstil in Sachen Bewegung tatsächlich von dem eines Durchschnittsbürgers in den Industrienationen unterscheidet, werden Bevölkerungsgruppen wie die Amish untersucht.

Die Amish sind eine protestantische Glaubensgemeinschaft, die vor allem in Nordamerika siedelt, ihren Ursprung aber in der Schweiz hat. Technologischer Fortschritt ist für sie nicht von Bedeutung. Ihr Alltag kommt ganz ohne benzingefütterte Motoren und Elektrizität aus. Wie zu vorindustriellen Zeiten leben sie vor allem von der Landwirtschaft. In einer Studie untersuchten amerikanische Forscher das Bewegungsverhalten von Amish in Ontario, Kanada. Hierfür statteten die Wissenschaftler Bewohner einer Gemeinde mit Schrittzählern aus. Zudem sollten die Studienteilnehmer einen in der Forschung weitverbreiteten Fragebogen zur Erfassung der körperlichen Aktivität ausfüllen: den *International Physical Activity Questionnaire,* also den Internationalen Fragebogen für körperliche Aktivität. Die Befragten sollten hierbei angeben, wie häufig und wie lange sie in einer normalen Woche »intensiven« und »moderaten« Aktivitäten nachgegangen waren. Mit intensiven Aktivitäten sind solche gemeint, die körperlich sehr anstrengend sind und die Atmung deutlich beschleunigen. Bei den Amish sind das zum Beispiel das Tragen schwerer Lasten, Holz hacken oder den Boden umgraben. Moderate Aktivitäten bedürfen zwar auch einer gewissen Anstrengung, beschleunigen den Herzschlag aber nicht so sehr. Dazu zählen zum Beispiel leichte Gartenarbei-

Für alle Neugierigen, die ihr eigenes Bewegungsverhalten mit dem der Amish vergleichen möchten, hier die Kurzform des Fragebogens für den Selbsttest.

Denken Sie an eine durchschnittliche Siebentagewoche Ihres jetzigen Lebens: An wie vielen Tagen einer solchen Woche haben Sie **intensive körperliche Aktivitäten** ausgeübt wie z. B. schwere Gartenarbeit, Aerobic oder Fußballspielen? Es zählen alle Aktivitäten in der Freizeit, im Alltag oder während der Arbeitszeit von mindestens zehn Minuten Dauer oder länger.

☐ An keinem Tag

☐ An _____ Tagen

Wie lange sind Sie insgesamt an einem solchen Tag normalerweise intensiv körperlich aktiv? Geben Sie einen Durchschnitt pro Tag an.

_____ Stunden und _____ Minuten

Denken Sie an eine durchschnittliche Siebentagewoche Ihres jetzigen Lebens: An wie vielen Tagen einer solchen Woche haben Sie moderate körperliche Aktivitäten ausgeübt wie z. B. Heben oder Tragen von leichten Lasten, Treppensteigen, normales Fahrrad fahren? Es zählen alle Aktivitäten in der Freizeit, im Alltag oder während der Arbeitszeit von mindestens zehn Minuten Dauer oder länger.

☐ An keinem Tag

☐ An _____ Tagen

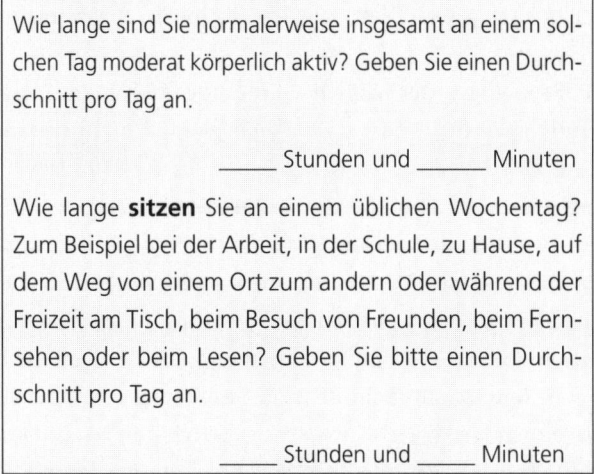

Wie lange sind Sie normalerweise insgesamt an einem solchen Tag moderat körperlich aktiv? Geben Sie einen Durchschnitt pro Tag an.

_____ Stunden und _____ Minuten

Wie lange **sitzen** Sie an einem üblichen Wochentag? Zum Beispiel bei der Arbeit, in der Schule, zu Hause, auf dem Weg von einem Ort zum andern oder während der Freizeit am Tisch, beim Besuch von Freunden, beim Fernsehen oder beim Lesen? Geben Sie bitte einen Durchschnitt pro Tag an.

_____ Stunden und _____ Minuten

Um die Gesamtzeit pro Woche für moderate und intensive körperliche Aktivitäten zu berechnen, multipliziert man einfach die jeweilige Anzahl der Tage mit der durchschnittlichen Dauer. Bei mir ist es zum Beispiel so, dass ich an etwa vier Tagen in der Woche wirklich anstrengenden Sport treibe. Ansonsten fordert mein Alltag keine intensiven Aktivitäten. An solchen Tagen ist das Anstrengungslevel dann ungefähr eine halbe Stunde lang ziemlich hoch. Das bedeutet, dass ich wöchentlich vier Tage x 0,5 Stunden intensiv körperlich aktiv bin, sprich zwei Stunden. Moderate Aktivitäten mache ich eigentlich fast jeden Tag, dazu zählen schließlich auch Fahrrad fahren, leichtes Joggen, Hausarbeit oder Yoga. Im Schnitt bringe ich es jeden Tag sicherlich auf zwei Stunden moderate Aktivität. Insgesamt ergeben sich daraus vierzehn Stunden pro Woche (7 Tage x 2 Stunden).

ten oder die Versorgung von Tieren. Schlussendlich wurde auch erfragt, wie viel Zeit sie jeden Tag im Sitzen verbrachten.

Die Ergebnisse der Amish-Gemeinde in Kanada zeigen ziemlich deutlich, dass diese Volksgruppe nicht nur sehr wenig Zeit im Sitzen verbringt, auch ihr Aktivitätslevel ist enorm hoch. Im Durchschnitt saßen die 98 befragten Amish nur etwa drei Stunden pro Tag. Das ist erstaunlich wenig, wenn man bedenkt, dass die meisten Menschen in industrialisierten Gesellschaften häufig mehr als die Hälfte ihres Tages im Sitzen verbringen. Darüber hinaus gingen die befragten Männer im Schnitt zehn Stunden pro Woche sehr anstrengenden, sprich intensiven Aktivitäten nach. Hinzu kamen ganze 43 Stunden pro Woche moderate Aktivitäten. Bei Frauen lagen die Durchschnittswerte bei dreieinhalb Stunden pro Woche intensiver und 39 Wochenstunden moderater Aktivität. Die Amish sind damit gut fünfmal so aktiv wie der heutige Durchschnittsbürger moderner Gesellschaften – also wir. Nicht weniger dramatisch sind die daraus resultierenden Folgen: In der Kassenschlange eines amerikanischen Supermarktes stehend, kann man davon ausgehen, dass entweder die Person vor oder hinter einem eine Hungersnot problemlos überstehen würden – ganze dreißig Prozent der Amerikaner sind stark übergewichtig. Hingegen trifft dies auf gerade einmal drei Prozent der untersuchten Amish zu.

Es kommt noch besser. Neben den Selbstauskünften lieferten die Schrittzähler ein ganz ähnliches Bild. Männer erreichten täglich ungefähr 18 500 Schritte und Frauen, die weitaus weniger auf dem Feld arbeiten, dafür aber mehr im Haus tätig waren, brachten es immerhin noch auf stattliche 14 200 Schritte pro Tag. Nach offiziellen Empfehlungen spricht man ab 10 000 Schritten pro Tag von einem aktiven, gesundheitsförderlichen Lebensstil. In zurückgelegter Strecke ausgedrückt entspricht das etwa einem Spaziergang von sechs bis acht Kilometern Länge, je nachdem wie große Schritte man macht. In einer Studie aus dem Jahr 2010 wurden 1136 Amerikaner ebenfalls mit Schrittzählern ausgestattet. Im Durchschnitt legten sie 5117 Schritte zurück. Nicht mal ein Drittel von dem, was die Amish schafften. Und auch andere großangelegte Studien zeigen, dass viele Menschen die 10 000 Schritte pro Tag nicht erreichen. Dabei ist das lediglich ein empfohlenes Minimum. Ein Büroangestellter beispielsweise, der mit dem Auto zur Arbeit und wieder zurückfährt und den Abend auf dem heimischen Sofa verbringt, legt an diesem Tag nur etwa 7000 Schritte zurück. Ganz anders natürlich Postboten. Die absolvieren im Schnitt ein tägliches Pensum von 16 000 Schritten.

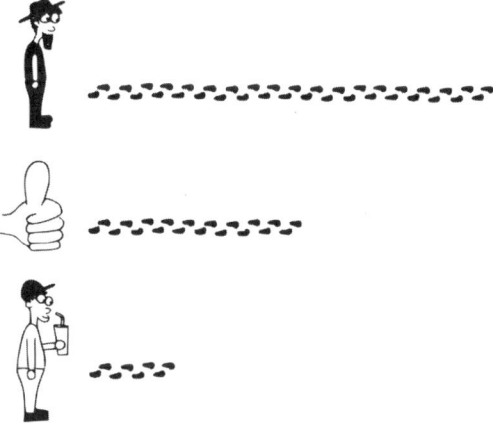

Übrigens: Die meisten Smartphones können ebenfalls als Schrittzähler verwendet werden, wobei die Genauigkeit von Modell zu Modell und auch in Abhängigkeit der genutzten App stark variieren kann. Ich persönlich finde separate Schrittzähler praktischer, weil sie kleiner, leichter und unauffälliger sind. Selbst in einer engen Hosentasche ist dafür noch Platz. Die meisten kann man mit einem Klipp sogar am Hosenbund seiner Leggins befestigen. Schrittzähler sind nicht nur nützlich, um das eigene Bewegungsverhalten aufzuzeichnen. Allein die Tatsache, dass man über den ganzen Tag verteilt Rückmeldung zu seinen absolvierten Schritten bekommt, motiviert zu mehr Bewegung.

Die Welle der Bequemlichkeit erfasst alles

Doch zurück zu der Frage, wann aus Ottfried und seinen landwirtschaftlichen Nachfahren der bewegungsfaule moderne Mensch wurde. Wie diese Studie an den Amish in Ontario zeigt, scheinen die Menschen vorindustrieller Kulturen noch sehr aktiv und damit gar nicht so weit entfernt von dem bewegten Alltag unserer steinzeitlichen Ahnen zu sein.

Der Startschuss für den wohl bedeutendsten Wandel des menschlichen Lebensstils fiel ziemlich spät, nämlich um das Jahr 1780 in England. Hier entwickelte James Watt die alles verändernde Dampfmaschine. Sie war die Initialzündung für die erste industrielle Revolution, die Mitte des 19. Jahrhunderts ganz Europa erfasste.

Die Dampfmaschine machte nicht nur den Bergbau und das Transportwesen leichter und vor allem effizienter, sondern sie war auch wesentliche Grundlage für eine Reihe weiterer Erfindungen, die das Leben der Menschen erleichtern sollten. Hierzu zählen unter anderen der mechanische Webstuhl und die Dampflokomotive. Diese Erfindungen machten es überhaupt erst möglich, den Bedarf vor allem an Textilien und Rohstoffen, für den das enorme Bevölkerungswachstum des damaligen Jahrhunderts sorgte, zu decken.

Bald darauf entstanden zahlreiche Fabriken, die immer mehr Produkte maschinell erstellen und so deutlich effizienter arbeiten konnten. Waren wurden fortan schneller produziert und konnten darüber hinaus günstiger verkauft werden. Viele Menschen zog es von ihrer landwirtschaftlichen Armut in die Städte, wo sie in den Fabriken Arbeit fanden und auf bessere Lebensbedingungen hofften. Mit der Zeit wurden immer mehr Aufgaben, vor allem körperlich anstrengende, von Maschinen übernommen.

Zweifellos hatte dieser Wandel zunächst positive Auswirkungen für die körperliche Gesundheit der Arbeiter, die zuvor häufig an ihre Belastungsgrenzen gehen mussten. Als problematisch erwies sich jedoch, dass die Steigerung der Bequemlichkeit kein Ende fand. Die immer rascher fortschreitende industrielle und technische Entwicklung führte die Menschheit von einem Extrem in ein anderes. Im Alltag heutiger, vor allem westlicher Gesellschaften ist körperliche Ertüchtigung regelrecht überflüssig. In vielen Berufsfeldern nehmen Maschinen den Menschen die Arbeit ab oder erleichtern diese um ein Vielfaches. Nach Angaben der Bundesanstalt für Arbeitsschutz und Arbeitsmedizin ist der Anteil der Beschäftigten in einem Bürojob in den letzten fünfzig Jahren von etwa 10 Prozent auf über 50 Prozent angewachsen und wird auch in den nächsten Jahren weiter rapide steigen. Der Grund hierfür liegt auch heute noch im hohen Verstädterungsgrad und der Landflucht der Menschen sowie in den fortschreitenden technischen Entwicklungen. Allein die Weiterentwicklung des Internets innerhalb der letzten zehn bis zwanzig Jahre hat zahlreiche Jobs außerhalb der Sitzfalle Büro überflüssig gemacht.

In diesem Zusammenhang gibt es eine interessante amerikanische Studie aus dem Jahr 2011. Die Wissenschaftler werteten Daten des U.S. Bureau of Labor Statistics aus. In dieser Behörde laufen sämtliche Statistiken des amerikanischen Arbeitsmarktes zusammen. Die Forscher interessierten sich für die körperliche Aktivität und den damit verbundenen Energieverbrauch während der Arbeitszeit und wie sich diese im Laufe der letzten fünfzig Jahre verändert haben. Waren die Menschen früher während ihrer Arbeit körperlich stärker gefordert als wir heutzutage? Die Antwort fiel mehr als eindeutig aus: Anfang der 1960er-Jahre waren in den USA noch rund die Hälfte der Jobs mit mittlerer bis hoher körperlicher Anstrengung verbunden, beispielsweise bei Tätigkeiten in der Landwirtschaft oder auf dem Bau. Heutzutage trifft das jedoch auf weniger als 20 Prozent der Arbeiten zu.

Demgegenüber haben die überwiegend sitzenden Berufe oder die, die lediglich leichte körperliche Aktivität erfordern, deutlich zugenommen.

Die amerikanischen Wissenschaftler waren im Anschluss daran vor allem an der Frage interessiert, welchen Einfluss die Veränderung der körperlichen Aktivität am Arbeitsplatz auf den Energieverbrauch und das Gewicht der Angestellten haben könnte. Nach ihren Schätzungen verbrauchen Männer heutzutage gut 140 und Frauen 123 Kalorien weniger während der Arbeitszeit als noch vor fünfzig Jahren. Da gleichzeitig auch die Freizeitgestaltung immer mehr vom Sitzen geprägt ist und somit die fehlende Aktivität bei der Arbeit in der Freizeit nicht ausgeglichen wird, bringen die Forscher diesen Trend auch mit der steten Gewichtszunahme der Bevölkerung in den letzten Jahrzehnten in Zusammenhang.

Aber damit nicht genug: Die allgegenwärtige Bewegungsfaulheit hat natürlich auch Einzug in diverse andere Lebensbereiche gehalten. Während Kinder früherer Zeiten noch mit Matchbox-Autos durch die Wohnung robbten oder draußen umhertollten und Verstecken spielten, besteht die Freizeitgestaltung heutiger Teenager vermehrt aus chillen, Videospiele spielen und im Internet surfen. Standen sich vorhergehende Generationen noch im realen Leben gegenüber, trifft man sich heute online. Auch beim Kennlernverhalten wird diese Entwicklung deutlich: Während unsere Eltern nur Chancen auf einen Partner hatten, wenn sie auch aus dem Haus gingen, so genügt es heute, Finger und Augen zu bemühen, um im Internet eine Beziehung klarzumachen. Die Japaner sind da sogar bereits einen Schritt weiter: Anime und Liebesroboter sorgen auf sexueller Ebene mehr und mehr dafür, dass mühseliges und Energie verschwendendes Bewegen auf ein Minimum reduziert oder ganz überflüssig wird. Dank Reagenzglasvermehrung ist zwar der Fortbestand der Menschheit gesichert, für unser alltägliches Bewegungsprofil sieht es jedoch weniger rosig aus – von der Erotik ganz zu schweigen. Verlassen wir dann tatsächlich mal unsere vier Wände, so bewegen wir uns in erster Linie passiv. Wer kein Auto hat, verlässt sich auf Bus und Bahn, deren Haltestellen sich oft in Sichtweite aneinanderreihen. Was einst Fahrrad und Roller (wohlgemerkt der, bei dem man sich stehend die ganze Zeit mit einem Bein vom Boden abstößt) waren, sind heute E-Bike und Segway. Ganz nach dem Motto: »Gehst du noch oder rollst du schon?«

Warum zwei Minuten keinen Tag verändern

So modern und bahnbrechend diese Entwicklung hin zur bequemen Gesellschaft auch scheinen mag, so bedeutsam könnten die damit verbundenen gesundheitlichen Risiken sein. Denn das Problem dabei ist, dass sich unser genetisches Programm, und damit auch die Ausstattung und Bedürfnisse unseres Körpers, nicht in derselben rasenden Geschwindigkeit entwickeln konnten wie der technische Fortschritt und unser damit verbundener Lebensstil. Es scheint wie eine echte Zeitreise zu sein, die unseren Steinzeitkörper geradewegs ins 21. Jahrhundert katapultiert hat. Denn auch wenn die üppigen Fettdepots an Hintern und Hüfte es vermuten lassen, sind wir nicht dafür gemacht, ausschließlich unser Sitzfleisch zu beanspruchen, während der Rest des Körpers im Energiesparmodus läuft. Wir sind darauf programmiert, uns zu bewegen, uns anzustrengen und gefordert zu werden. Unser genetisches Programm passt also nicht so recht zu den aktuellen Lebensbedingungen.

Ein Mann, der das sicherlich anders gesehen hätte und der Meinung war, dass wir uns aktiv an die Umwelteinflüsse anpassen können, war der französische Botaniker und Zoologe Jean-Baptiste de Lamarck. Zu Beginn des 19. Jahrhunderts veröffentlichte er erstmals seine Lehre vom Gebrauch oder

Nichtgebrauch, welche heutzutage allerdings als widerlegt gilt. Lamarck ging davon aus, dass Giraffen deshalb so lange Hälse haben, weil sie sich immer wieder nach den Blättern weiter oben in den Baumkronen streckten. Dadurch wurden ihre Hälse länger, was wiederum an die nächste Generation vererbt wurde. So einfach ist es aber leider nicht. Denn wenn Lamarck recht gehabt hätte, müssten wir heute lediglich einen dreimonatigen Intensivkurs in Sachen ungesunder Lebensweise besuchen, bei dem wir die ganze Zeit ganz gemütlich im Sitzen verbringen, keinen Finger krumm machen und viel fettiges und zuckerhaltiges Essen in uns hineinschlingen, und könnten dann sicher sein, dass wir den Rest des Lebens ohne Sport und trotz schlechter Ernährung weder zunehmen noch andere gesundheitliche Folgen davontragen.

Leider kam dann aber ein gewisser Herr Darwin daher und hat alles kaputt gemacht. Die Evolution, wie sie Darwin Mitte des 19. Jahrhunderts beschrieb, ist ein langsamer Prozess, in dem zufällige Mutationen oder selektive Genkombinationen von Generation zu Generation nur ganz allmählich die Lebewesen der eigenen Art verändern – und zwar immer dann, wenn die zufälligen Abweichungen einen Überlebensvorteil bedeuten. Für die Giraffen heißt das in etwa Folgendes: Die Urgiraffen hatten vermutlich unterschiedlich lange Hälse.

In Zeiten der Nahrungsknappheit waren dann die Giraffen im Vorteil, die etwas längere Hälse hatten als die anderen, denn sie konnten die Blätter weiter oben an den Bäumen ebenfalls fressen, während alle Giraffen mit kürzeren Hälsen um die tiefer hängenden Blätter stritten. Doch solche Veränderungen ziehen sich über tausende und abertausende Jahre hin.

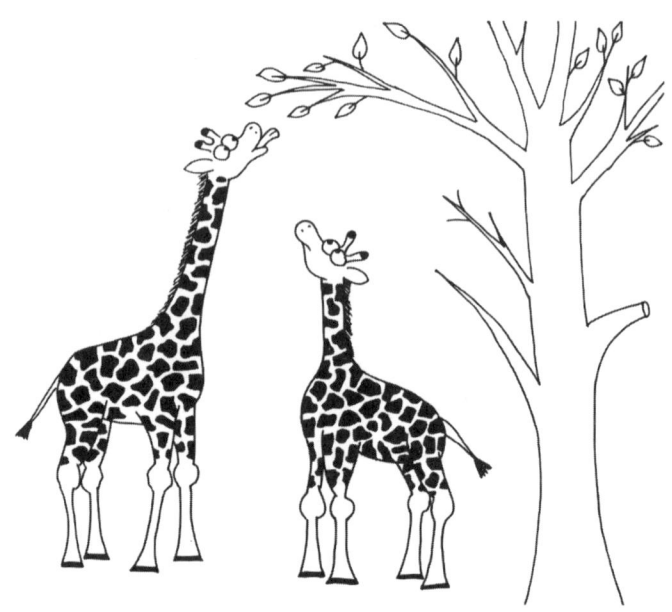

Ganz ähnlich war auch die Entwicklung des modernen Menschen. Über 200 000 Jahre lang (und da geht es allein um die Geschichte des Homo sapiens) war sein Alltag mit großer körperlicher Anstrengung verbunden. Einen klaren Überlebensvorteil hatten Menschen, die rein genetisch mit einem leistungsfähigeren Herz-Kreislauf-System und stärkerer Muskulatur ausgestattet waren. Die Evolution hat also sehr lange Zeit diejenigen bevorzugt, die gute Voraussetzungen für viel körperliche Ertüchtigung mitbrachten. Diese Menschen hatten nicht nur Vorteile bei der Nahrungsbeschaffung, sondern auch bei Angriffen von wilden Tieren. Wer fit ist, kann schnell fliehen, lange und ausdauernd jagen und genug Beeren, Wurzeln oder Pflanzen sammeln, um sich selbst und den eigenen Stamm zu versorgen. Betrachten wir uns heute, scheint es fast so, als seien wir selektierte Superathleten, die jedoch gezwungen sind, den Lebensstil von Bewohnern eines Altenheims zu pflegen.

Die Geschichte des modernen Menschen

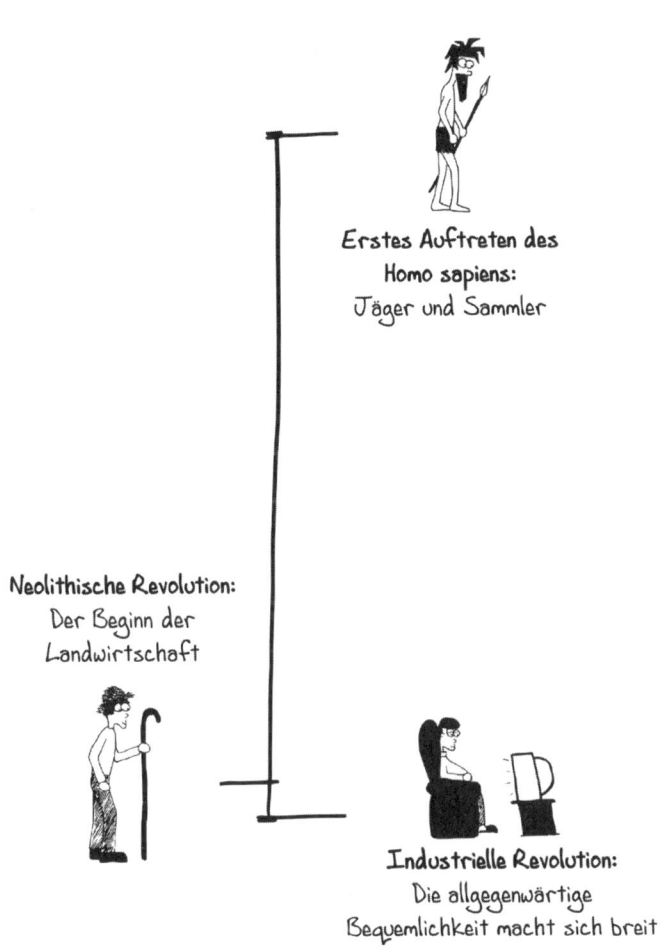

Erstes Auftreten des
Homo sapiens:
Jäger und Sammler

Neolithische Revolution:
Der Beginn der
Landwirtschaft

Industrielle Revolution:
Die allgegenwärtige
Bequemlichkeit macht sich breit

Quetscht man die Geschichte des modernen Menschen, also die letzten 200 000 Jahre, auf ein Jahr zusammen, entsprechen die letzten 250 Jahre, das heißt die Zeit vom Beginn der industriellen Revolution bis heute, gerade einmal knapp elf Stunden. Auf einen Tag heruntergerechnet hat sich die Menschheit innerhalb von weniger als zwei Minuten der Bequemlichkeit verschrieben. Wie soll sich der Körper innerhalb von zwei Minuten an Gegebenheiten anpassen, an die er sich seit seiner 24-stündigen Existenz gewöhnt hat? Wie wenig sich unsere Gene in den letzten Jahrtausenden verändert haben, wird auch deutlich, wenn man bedenkt, dass sich unser Genom lediglich zu 1,6 Prozent von dem des Schimpansen unterscheidet. Auch wenn schnelle Veränderungen im Lebensstil, wie sie im Zuge der Neolithischen Revolution und insbesondere auch der industriellen Revolution stattfanden, wie regelrechte Evolutionskatalysatoren wirken, braucht es für Veränderungen in unserem Erbgut schon deutlich mehr Zeit, nämlich Tausende von Jahren. Beispielsweise war der Mensch bis vor etwa 7000 Jahren nicht in der Lage, Laktose (Milchzucker) zu verdauen, sie konnten also keine Milch trinken. Mit Beginn der Landwirtschaft jedoch war Milch leicht zu bekommen und ein sehr nahrhaftes Lebensmittel. Ein seltener Gendefekt ermöglichte damals ein paar wenigen Milchmutanten den Konsum. Über viele Hundert Generationen hinweg breitete sich diese Genveränderung in größeren Teilen der Bevölkerung aus. Heutzutage können fast alle Europäer Milch und Milchprodukte ohne Probleme zu sich nehmen – in Afrika hingegen weniger als 20 Prozent. Ein anderes Beispiel ist die Arteria mediana. Immer mehr modernen Menschen wächst dieses zusätzliche Blutgefäß im Arm. Zwar ist die Arteria mediana bei fast allen Embryonen angelegt, normalerweise verschwindet sie allerdings nach der Geburt. Aufgrund vermehrter manueller Arbeit scheint eine zusätzliche Blutversorgung unseres Unterarms und unserer Hand evolutionär sinnvoll gewesen zu sein.

Auch wenn es also Beispiele dafür gibt, die Veränderungen in unserem Erbgut aufzeigen, hat sich genetisch gesehen wenig seit dem ersten Auftritt des Homo sapiens getan. Dagegen war unser Lebensstil einem umso dramatischeren Wandel unterworfen. Dabei reichen die Unterschiede von der Ernährung über das Bewegungsverhalten bis hin zum Konsum von Alkohol und Tabak.

Da stellt sich natürlich die Frage, wie der Mensch in tausend Jahren aussieht, sofern es ihn dann noch gibt und wir in Sachen Lebensstil jetzt nicht die Kurve kriegen. Vielleicht sind wir in ein paar Tausend Jahren wegen Verfettung vom Aussterben bedroht und die verbliebenen Exemplare haben eine neue Fortbewegungsart entwickelt: Sie rollen sich einfach über ihren dicken Bauch. Womöglich werden wir auch immer weniger Muskeln haben, die braucht man vor dem Fernseher und am Schreibtisch sowieso nicht. Die Rezeptoren für bitteres Essen werden auf unserer Zunge möglicherweise gar nicht mehr existent sein, denn solche Lebensmittel werden in unserer heutigen Ernährung immer seltener. Es bleibt also offen, welche Genmutationen die Zukunft bereithält.

Wie uns die Steinzeitsportler abhängen

Fast jeder von uns kennt die erfolgreichsten Leistungssportler unserer Zeit. Sobald ein Usain Bolt an den Startblock tritt, steht nur eine Frage im Raum: neuer Weltrekord oder einfach »nur« Sieg? Spätestens wenn er nach weniger als zehn Sekunden die Hundert-Meter-Linie in gefühlter Lichtgeschwindigkeit durchbricht, können die allermeisten von uns nur ungläubig den Kopf schütteln. Keine Frage, Neun-Komma-irgendwas Sekunden auf hundert Metern sind unfassbar. Ich selbst würde mich als ziemlich sportlich bezeichnen, aber wenn Usain Bolt die Fünfzig-Meter-Marke passiert, bequeme ich mich gerade aus den Startblöcken. Wie muss es wohl sein, wenn man mit ihm unterwegs und zu spät zu einer Verabredung ist? Während wir unser Bestes geben, würde er vermutlich allenfalls in ein leichtes Schlendern verfallen. Und tatsächlich werden die sportlichen Höchstleistungen immer extremer. Dank neuester Trainingsmethoden, hochmoderner Sportbekleidung und manchmal auch etwas anderem scheint es, als gebe es keine Limits mehr. Es drängt sich die Frage auf: Wenn jede Generation an Leistungssportlern immer schneller, höher, weiter kommt, wie müssen denn dann unsere Vorfahren gekrochen sein? Aber Fakt ist: Usain Bolt ist schnell, sehr schnell, aber bei ihm dreht sich auch sein ganzes Leben nur ums Sprinten. Und im direkten Vergleich mit unseren steinzeitlichen Vorfahren wären die Chancen vermutlich gar nicht so ungleich verteilt. Während heutige Topsprinter gegen die Uhr laufen, wurden unsere Vorfahren von nichts Geringerem als hungrigen Säbelzahntigern gejagt. Nein, nicht die grummeligen, aber irgendwie sympathischen aus Ice Age, sondern gigantische Raubtiere. Sicher hat jeder schon einmal davon gehört, dass Menschen in Extremsituationen weit über sich und ihre eigentlichen Fähigkeiten und Leistungen hinauswachsen können. Ich bin mir ziemlich sicher, wenn ich in der Steppe Afrikas spazieren gehen würde und es käme da so ein Riese von Säbelzahntiger angerauscht, dann könnte mich Usain Bolt nicht mehr so locker-flockig abhängen. Und wenn wir uns nun vorstellen, dass solche Szenarien vor Abertausenden von Jahren zum Alltag gehörten, dann ist klar, wie sportlich es damals zuging. Und das bei jedem, nicht nur der Elite des Spitzensports.

Schon eine ganze Weile beschäftigen sich Wissenschaftler verschiedenster Disziplinen mit der Frage, wie sehr sich der Lebensstil unserer frühen Vorfahren von dem unseren unterscheidet. Unter dem Begriff »Paleo-Ernährung« oder »Steinzeiternährung« ist ein neuer Ernährungstrend entstanden. Der Grundgedanke dabei ist, dass unser Körper genetisch gesehen nicht wirklich an die heutigen Essgewohnheiten angepasst ist. Diese Fehlanpassung ist für Paleo-Anhänger Ursache vieler Zivilisationskrankheiten wie beispielsweise Übergewicht und Diabetes. Einer der Urväter dieser Ernährungsweise beziehungsweise des ganzen postmodernen Steinzeit-Lebensstils ist der amerikanische Wissenschaftler Stanley Boyd Eaton. Bei einem Vortrag auf dem Ancestral Health Symposium im Jahr 2012 berichtete Eaton von seinen ganz persönlichen Erfahrungen mit einem an die Steinzeit angelehnten Lebensstil. Diesen pflegt er schon seit über dreißig Jahren. Bezüglich der Ernährung bedeutet das vor allem, dass er sich fast ausschließlich von Gemüse, Obst, Fleisch, Fisch, Eiern, Nüssen und Samen ernährt. Milch- und Vollkornprodukte stehen bei ihm nur selten auf dem Speiseplan. Die gibt es nämlich erst, seitdem der Mensch anfing, sesshaft zu werden und Landwirtschaft zu betreiben. Verarbeitete Lebensmittel, Zucker und einfache Getreideprodukte hat er vollkommen von seinem Teller verbannt. Sein dazugehöriges

Sportprogramm umfasst viel Alltagsaktivität, dazu dreimal pro Woche Ausdauer- sowie viermal pro Woche Krafttraining. Ganz schön ambitioniert für einen Mann in den 70ern, könnte man jetzt sagen. Doch Eaton macht nicht nur einen topfitten Eindruck, auch seine Laborwerte sprechen für sich und sind wirklich beeindruckend für sein Alter.

Biomarker	Ottfried	60-bis-70-jähriger Durchschnittsamerikaner	Stanley Boyd Eaton
Body-Mass-Index	21,5	30	23,7
Körperfettanteil	10%	26,5%	16,4%
Blutdruck	110/70 mmHg	134/87 mmHg	116/70 mmHg
Cholesterin	125 mg/dL	189 mg/dL	171 mg/dL

mmHg – Millimeter Quecksilbersäule
mg/dL – Milligramm pro Deziliter

Kurz zur Einordnung der Werte: Der Body-Mass-Index setzt das Körpergewicht ins Verhältnis zum Quadrat der Körpergröße und sollte normalerweise zwischen 20 und 25 liegen (ausführlich dazu im Kapitel »Übergewicht«). Der ideale Körperfettanteil unterscheidet sich deutlich zwischen Männern und Frauen und nimmt im Verlauf des Lebens natürlicherweise zu. Ein guter Körperfettanteil für Männer über sechzig Jahren, zu denen Stanley Boyd Eaton gehört, liegt bei maximal 25 Prozent, besser darunter. Für Männer mittleren Alters wird übrigens ein Körperfettanteil um die 20 Prozent oder geringer empfohlen. Für Frauen mittleren Alters liegt der Anteil um die 30 Prozent. Der optimale Blutdruck wird meist mit 120/80 mmHg angegeben. Auch hierbei liegt Eaton also mehr als im Soll. Der Cholesterinwert sollte allerhöchstens bei 200 mg/dL liegen, nach Möglichkeit aber deutlich geringer.

Natürlich sind diese Daten mit Vorsicht zu interpretieren, weil hier ein Einzelfall dargestellt ist und die Laborwerte der Steinzeitmenschen lediglich auf Schätzungen beruhen können. Dennoch: Dass sich körperliche Aktivität und eine gesunde, natürliche Ernährung positiv auswirken, wird hier mehr als deutlich. An dieser Stelle sei aber auch entwarnend gesagt, dass wir unser Auto selbstverständlich nicht dauerhaft gegen ein Fahrrad eintauschen oder gar den Bürojob aufgeben müssen, um als Almwirt das Vieh über die Berge zu scheuchen. Auch Wissenschaftler wie Eaton kommen nicht ohne moderne Fortbewegungsmittel sowie Computer und Bürostuhl aus. Allerdings ist es wie mit allem im Leben immer eine Frage des richtigen Maßes. Unserer Gesundheit zuliebe ist es daher essenziell, das eigene Bewegungsverhalten kritisch zu hinterfragen und unseren Alltag aktiver zu gestalten.

In einem Artikel aus dem Jahr 2003 beleuchtete Eaton die heutige Energiebilanz von einem evolutionären Standpunkt aus. Dazu analysierten er und sein Team die wissenschaftlichen Untersuchungen früherer menschlicher Knochenfunde sowie heutiger Menschen, die derzeit noch als Jäger und Sammler leben. Nach Schätzungen verbrauchte Ottfried ungefähr 1240 Kilokalorien nur durch körperliche Bewegung und nahm insgesamt rund 2900 Kilokalorien über die Nahrung zu sich. Im Vergleich: Der Durchschnittsbürger heutiger industrieller Gesellschaften verbrennt mit körperlicher Aktivität weniger als halb so viel Energie, nämlich nur etwa 555 Kalorien. Demgegenüber stehen etwa 2030 Kalorien, die er jeden Tag zu sich nimmt. Der Anteil der durch körperliche Aktivität verbrauchten Energie an der Gesamtenergie, die wir über die Nahrung zu uns nehmen, ist in

modernen Gesellschaften also deutlich geringer als bei Ottfried und Co.

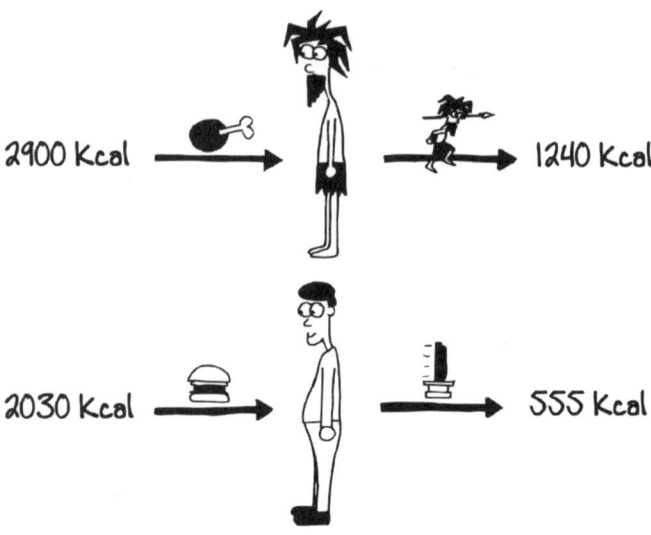

Diese Unterschiede haben natürlich auch Auswirkungen auf
unsere Körperzusammensetzung. Immerhin nehmen wir
fast viermal so viel Energie über die Nahrung zu uns wie wir
durch Bewegung verbrauchen. Bei unseren steinzeitlichen
Vorfahren waren es nur etwa zweieinhalbmal so viel. Eaton
bezeichnet die modernen Menschen in diesem Zusammenhang sehr treffend nicht nur als »over-fat«, sondern auch als
»under-muscled«, sprich wir haben viel zu viel Fett und dazu
auch noch zu wenig Muskelmasse. Gemäß dem Motto: »Du
bist, was du isst«, würde ein Querschnitt durch Ottfrieds
Oberschenkel wohl die Struktur einer strammen Mammut-
haxe aufweisen. Die meisten von uns besitzen dagegen wohl
eher die Konsistenz eines Burgerbrötchens.

Unsere, sagen wir mal, nicht ganz günstige Körperzusammensetzung hat wiederum Einfluss auf unseren Grundumsatz, das heißt die Energie, die wir im Ruhezustand verbrauchen, um alle wichtigen Körperfunktionen aufrechtzuerhalten. Semitraditionell lebende Inuit-Stämme, die einen guten Schätzwert für Menschen der Steinzeit liefern, haben einen rund 15 Prozent höheren Grundumsatz als der normale Einwohner einer Industrienation. Die Ursache dafür ist in erster Linie ein höherer Muskelanteil. Für ihre schlanke Linie wäre ein zusätzlicher Schokoriegel am Tag also kein Problem. Ganz anders bei uns mit unserem Muskeldefizit. Statt die Süßigkeit zu verbrennen, regt quasi schon das bloße Betrachten dieser das Wachstum unserer Fettzellen an. Auch in Sachen Fitness beweisen wir in unseren vollautomatisierten Gesellschaften keinen langen Atem mehr. Studien an derzeitigen Jägern und Sammlern und Menschen in nicht industrialisierten Gebieten zeigen im Durchschnitt eine um 50 Prozent bessere Fitness als bei uns modernen Menschen. Kein Wunder, wenn man bedenkt, dass zum Beispiel die San im Süden Afrikas – eine der ältesten noch existierenden Volksgruppen der Welt – ihrer Beute bis zu vierzig Stunden nonstop durch die Wüste hinterherlaufen. Wir dagegen stöhnen schon, wenn wir unsere Einkäufe von einem der vielen Supermärkte im Umkreis von 1000 Metern nach Hause schleppen müssen. Und dann womöglich auch noch in den zweiten Stock. Da bestellt man sich doch lieber etwas bei Lieferando.

Das Fitnessprogramm der Steinzeit

Aber was heißt das nun? Sollen wir unseren Partner bitten, unser Abendessen im Wald zu verstecken, damit wir kilometerweit durch die Natur rennen und unser Essen »jagen« können? Oder wäre es ratsam, überall nur noch zu Fuß hinzugehen, barfuß versteht sich? Natürlich könnten wir versuchen, den Lebensstil von Ottfried und seinem Klan nachzuahmen, aber ein bisschen doof würden wir uns dabei vermutlich schon vorkommen. Ganz zu schweigen von der Ineffizienz.

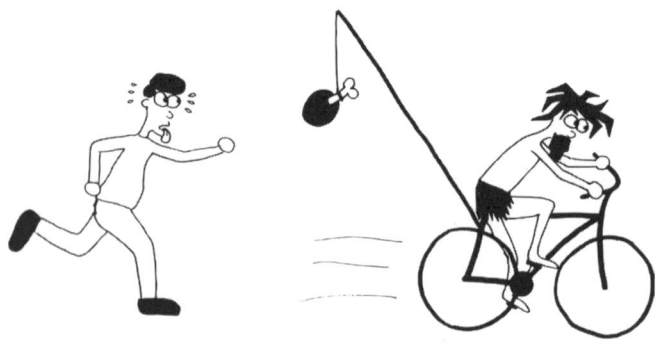

Daher lautet die Frage eher: Wie können wir unseren Körper ähnlich unserer steinzeitlichen Vorfahren fit halten und das auch noch auf eine Weise, die zu unserem modernen Leben passt? Das ist erstaunlich einfach und bedarf keiner teuren Mitgliedschaft in einem exklusiven Fitnessstudio – auch wenn Ottfried mit der Eröffnung einer solchen Kette vermutlich Millionen scheffeln könnte.

Das alltägliche Sportprogramm unserer steinzeitlichen Vorfahren war vermutlich ein Mix aus verschiedensten Disziplinen, der Ausdauer, Kraft, Geschicklichkeit und Flexibilität gleichermaßen forderte. Mit den Pumpern in den Muckibuden, den bis in die Haarspitzen getunten Leistungssportlern, den dünnen Marathonjunkies oder den tiefenentspannten Mattenakrobatinnen der Neuzeit hatte das nicht besonders viel gemeinsam. Neue Fitnesstrends versuchen diesen ganzheitlichen Ansatz à la Ottfried wieder aufzugreifen. Barfußschuhe liegen voll im Trend und werden als wahre Wunderwaffe angepriesen. Wenngleich sich die Frage stellt: Was bitte sind Barfußschuhe? Sprich eine leere Schuhkiste, und das womöglich zu horrenden Preisen? Wer hätte das gedacht? Ottfried jedenfalls hätte nur müde gelächelt, wenn ihm ein Sportschuhverkäufer die Vorzüge der neuesten Fitnesstreter erklärt hätte. Die unfassbar großartige Dämpfung und Sprengung, das leichte Mesh-Obermaterial und die Verstärkung am Mittelfuß sowie die optimale Belüftung durch die Seitschlitze oder die sechseckigen Flexkerben an der Außensohle, die natürliche Bewegungen spielend mitmachen, hätten ihn wohl kaum beeindruckt.

Die Grundlage für die Steinzeitfitness bildet viel Bewegung auf einem geringen bis moderaten Anstrengungsniveau. Das fängt bei Bewegungen im Alltag an und hört bei aktiven Freizeitbeschäftigungen wie Wandern, Fahrradfahren oder einfachem Spazierengehen auf. Damit wird das Herz-Kreislauf-System gestärkt und wir trainieren die sogenannte Grundlagenfitness. Das Zauberwort heißt: Aufstehen. Das ist vermutlich auch der schwierigste Teil für den modernen Menschen, dem der Stuhl regelrecht an den Allerwertesten geklebt zu sein scheint. Doch ist der Hintern erst mal in der Luft, beginnt der angenehme Teil, denn erlaubt ist, was gefällt.

»Steinzeittypisch« heißt dabei nämlich auch: so vielfältig wie möglich. Das bewahrt uns davor, in der vierten Woche unseres Trainingsplans, in der wir dreimal die Woche exakt dasselbe Programm im muffigen Fitnessstudio durchgezogen haben, gelangweilt das Handtuch zu werfen. Bewegung macht Spaß, wirklich jedem, denn das liegt in unseren Genen, in unserer Natur. Unsere sitzende Gesellschaft hat einfach nur verlernt, auf die Bewegungssignale des eigenen Körpers zu hören. Deswegen müssen wir zunächst einmal herausfinden, welche Bewegung für uns die richtige ist, und vor allem müssen wir unserem inneren Schweinehund einen Tritt in seinen dicken Hintern geben, um die ersten Hürden zu meistern. Danach läuft es im wahrsten Sinne des Wortes wie von selbst.

Ein weiterer wichtiger Aspekt, der von vielen entweder vernachlässigt oder übertrieben wird, ist das Krafttraining. Da der Lebensstil und die meisten Jobs moderner Menschen keine Herausforderungen für unsere Muskeln darstellen, ist es umso entscheidender, mit gezielten Kraftübungen nachzuhelfen und die fehlenden Anforderungen zu kompensieren beziehungsweise zu simulieren. Das Problem ist, dass Krafttraining heutzutage vor allem mit ästhetischen Zielen verbunden ist. Leute, die ins Fitnessstudio gehen, wollen in der Regel schöne Muskeln formen – Männer große, Frauen definierte. Alle anderen verbinden Krafttraining nur mit Bodybuilding und wollen damit eigentlich nichts zu tun haben.

Dabei sind starke Muskeln ziemlich wichtig für unseren Körper und die Gesundheit von jedem von uns. Durch regelmäßiges Krafttraining bauen wir Muskeln auf, die uns helfen, unser Gewicht zu halten oder sogar zu reduzieren. Denn Muskeln verbrauchen nicht nur viel Energie, wenn wir sie benutzen, sondern auch wenn wir einfach nur auf der Couch liegen, sind sie wahre Energiefresser – das haben wir ja oben bei den Inuit bereits gelernt. Je mehr Muskelmasse wir besitzen, desto mehr Kalorien verbraucht unser Körper während des gesamten Tages. Doch Krafttraining hat nicht nur positive Effekte für die Muskeln selbst, sondern auch für das stützende Gewebe, sprich Bänder, Sehnen und Knochen. Das ist insbesondere auch im Alter sehr wichtig. Denn ältere Menschen können so Stürzen besser vorbeugen, ihre Knochengesundheit möglichst lange erhalten und Haltungsschäden, die beispielsweise in Rückenschmerzen münden, entgegenwirken. Trainierte Muskeln helfen, Gelenke zu stabilisieren und zu entlasten. Personen, die ihre Muskeln nicht trainieren, verlieren im Laufe ihres Lebens etwa ein Drittel an Muskelmasse und damit auch Kraft. Im Gegensatz dazu kann durch regelmäßiges Training bis ins hohe Alter die Alltagsmobilität bewahrt werden

Stumpfes Gerätetraining wie es in vielen Fitnessstudios praktiziert wird, ist jedoch nicht das, was Ottfried unter gutem Krafttraining verstehen würde. Sein Plädoyer: Schluss mit monotoner Gerätearbeit, bei der manche Fitnessstudiobesucher eine Begeisterung ausstrahlen, als würden sie Wäsche bügeln. Wen wundert es da, dass einfach kein Spaß beim Sport aufkommt. Klar, der Bizeps lässt sich damit ganz wunderbar aufpumpen und isolierte Kraft aufbauen, aber umfassend fit wird man damit nicht. Denn in welcher Alltagssituation führt man schon einen isolierten Bizeps-Curl aus? Vermutlich wird niemand so einen Getränkekasten oder den Einkaufsbeutel hochheben und in die heimische Höhle schleppen.

Doch sehr zu Ottfrieds Freude hat das Umdenken bereits begonnen: Funktionelles Training erfährt zurzeit einen regelrechten Boom und krempelt die Fitnessbranche gehörig um. Unter den Schlagworten Crossfit, Functional Training und Freeletics machen sich die Fitnessjünger auf den Weg zurück zu den menschlichen Ursprüngen. Im Endeffekt geht es dabei vor allem darum, ganzheitlich und alltagsnah zu trainieren, häufig mit nicht mehr als dem eigenen Körpergewicht. Zentral im funktionellen Training ist das Grundprinzip, dass Bewegungen und nicht Muskeln trainiert werden. Denn die isolierte Beanspruchung einzelner Muskeln ist nichtfunktional, da es hierfür im Alltag beziehungsweise im Sport keine wirkliche Entsprechung gibt. Unser Körper funktioniert nicht in Muskeln, sondern in Bewegungen, die stets ein Zusammenspiel verschiedenster Muskelgruppen umfassen. Deshalb stehen beim funktionellen Training vor allem Grundbewegungen und die Verbesserung von sportartübergreifenden Basisfähigkeiten im Vordergrund. Das beinhaltet auch Fähigkeiten wie die Stabilisation von Gelenken, Schnelligkeit oder eine gute Körperwahrnehmung. Daher ist es wichtig, Übungen auszuführen, die möglichst viele Gelenke und Muskeln ansprechen. Hierdurch wird nicht nur, wie in vielen Fitnessstudios üblich, eine Muskelgruppe isoliert trainiert, sondern immer das komplexe Zusammenspiel. Das verbessert vor allem auch die Koordination der Muskeln und entspricht viel mehr den natürlichen Bewegungen des Menschen im Alltag. Nicht zu vergessen sind dabei auch die Stichworte Mobilität und Flexibilität, das heißt die Beweglichkeit in unseren Gelenken und unserer Sehnen. Dadurch können wir auch im Alltag und im Sport Bewegungen so ausführen, dass sie gesund sind und nicht zu Fehlbelastungen führen.

Während an klassischen Geräten fürs Krafttraining diverse

Polster für Halt sorgen, werden viele Übungen beim funktionellen Training frei ausgeführt, das heißt im dreidimensionalen Raum. Denn auch im normalen Leben außerhalb des Fitnessstudios dürfte es äußerst selten sein, dass Führungsschienen und Polster unsere Bewegungsabläufe stabilisieren. Das macht funktionelle Übungen anfangs deutlich schwieriger, im Endeffekt werden aber bei jedem Training ganz automatisch die stabilisierenden kleinen und tief liegenden Muskeln an den Gelenken mittrainiert. Genauso wie auch die Rumpfmuskulatur, die essenziell für eine gute Körperhaltung und die korrekte Ausführung vieler Bewegungen ist.

Ein weiterer Aspekt, der sich vor allem aus der Art der Übungen im funktionellen Training ergibt, ist die Verbesserung von Balance und intermuskulärer Koordination, also des Zusammenspiels verschiedener Muskeln. Bei komplexen Übungen ist nicht nur die Steigerung der Kraft selbst, sondern eben auch die Verbesserung der Kommunikation und die gemeinsame Arbeit der beteiligten Muskeln entscheidend, um die Kraft optimal übertragen zu können. Bewegungen im freien Raum, aber auch auf unebenen Untergründen, kräftigen zudem die stabilisierenden Muskeln an den Gelenken. Die Schulung von Gleichgewicht und Koordination verringert die Verletzungsgefahr von Bändern und Sehnen.

Das klingt alles ziemlich innovativ, ist im Wesentlichen aber recht banal. Auch wenn Ottfried sicherlich keine gezielten Übungen gemacht hat, um seinen Körper umfassend fit zu halten, hat er im Endeffekt durch die Anforderungen seines Alltags genauso trainiert. Tolle Grundübungen für uns moderne Menschen nur mit dem eigenen Körpergewicht sind beispielsweise Kniebeugen, Ausfallschritte, Liegestütz, Unterarmstütz, diverse Sit-up-Varianten oder Klimmzüge. Wer sich unsicher ist, sollte anfangs aber unbedingt mit einem fachkundigen Trainer arbeiten, um die richtige Ausführung zu erlernen und das Training effizient zu gestalten.

Damit kommen wir zum letzten Punkt, den wir von den Steinzeitathleten lernen können: kurze, hochintensive Intervalle sind Trumpf, zumindest wenn es um die effektive Verbesserung der Fitness geht. Ottfried musste in seinem Alltag immer mal wieder schnelle Sprints einlegen, um gefährlichen Raubtieren zu entkommen oder Beute zu erlegen. Hochintensives Intervalltraining, wie es heutzutage heißt, eroberte in den letzten Jahren die Fitnessbranche und das zu Recht. Denn viele Studien konnten zeigen, dass unser Herz-Kreislauf-System von solchen äußerst anstrengenden, kurzen Intervallen profitiert. Der Vorteil im Vergleich zum gleichmäßigen Ausdauertraining mit moderatem Tempo ist, dass das gesamte Spektrum der Ausdauerleistungsfähigkeit trainiert wird. Und das ist genau das, was wir letztendlich erreichen wollen: den Körper als Ganzes und in seiner gesamten Bandbreite trainieren und fit halten – so wie zu Ottfrieds Zeiten.

Eine der ersten Studien, die die Effekte von hochintensivem Intervalltraining untersucht hat, stammt aus dem Jahr 1996. Der japanische Wissenschaftler Izumi Tabata veröffentlichte eine Studie in der renommierten Fachzeitschrift *Medicine & Science in Sport & Exercise,* in der er die Effekte von moderatem Ausdauertraining mit kurzem, hochintensivem Intervalltraining über einen Zeitraum von sechs Wochen verglich. Hierzu teilte er seine Studienteilnehmer in zwei Gruppen ein. Die Teilnehmer der ersten Gruppe nahmen während des Versuchszeitraums an fünf Tagen pro Woche jeweils eine Stunde lang an moderatem Ausdauertraining auf dem Fahrradergometer teil. Die Probanden in der anderen Gruppe führten hingegen ein hochintensives »Tabata« mit einer Länge von vier Minuten ebenfalls an fünf Tagen pro Woche durch.

Bei Tabata, dem gleichnamigen Trainingsprotokoll von Izumi Tabata, handelt es sich nicht etwa um eine weitere fernöstliche Kampfsportart, sondern um ein sehr kurzes, intensives Intervalltraining. Tabata ist an Effizienz kaum zu überbieten, denn in kürzester Zeit kann die Fitness gesteigert und Fett reduziert werden. Ein Tabata ist denkbar einfach. Es hat eine Gesamtlänge von vier Minuten und besteht aus acht 20/10-Blöcken. Das heißt 20 Sekunden Belastung und 10 Sekunden Pause. In der Regel beinhaltet ein Tabata zwei oder vier Übungen, die abwechselnd in den Belastungsphasen ausgeführt werden.

	Moderates Ausdauertraining	Tabata-Training
Versuchszeitraum	6 Wochen	
Häufigkeit des Trainings	fünfmal pro Woche	
Dauer einer Trainingseinheit	1 Stunde	4 Minuten
Intensität des Trainings	moderat	intensiv
Verbesserung der maximalen Sauerstoffaufnahme	ca. 5 ml/kg/min	ca. 7 ml/kg/min
Verbesserung der anaeroben Kapazität	keine	28 Prozent

ml/kg/min – Milliliter pro Kilogramm Körpergewicht und Minute

Was zeigte nun der Vergleich der beiden Gruppen? In beiden Gruppen erhöhte sich die maximale Sauerstoffaufnahme, also die Menge an Sauerstoff, die der Körper maximal verwerten kann, wenn er an seiner Leistungsgrenze ist. Die maximale Sauerstoffaufnahme ist ein wichtiger Indikator für die Ausdauerleistungsfähigkeit eines Menschen. In Gruppe 2, der Tabata-Gruppe, war die Verbesserung sogar größer als in Gruppe 1. Zudem wurde auch die anaerobe Kapazität als Bewertungskriterium herangezogen. Sie ist ein Maß dafür, inwieweit man auch noch im hochintensiven Bereich leistungsfähig ist, bevor die Erschöpfung einsetzt. Anaerob bedeutet »ohne Sauerstoff«, denn im hochintensiven Bereich reicht der Sauerstoff nicht mehr aus, um die nötige Energie bereitzustellen. Der Körper ermüdet hierbei sehr schnell. Um diesen Zustand weiter hinauszuschieben, ist auch das Training im anaeroben Bereich erforderlich. Während sich die anaerobe Kapazität in der Gruppe mit moderatem Ausdauertraining nicht veränderte, konnte die Tabata-Gruppe sich um 28 Prozent steigern.

Tabatas Studie ist nur eine von mittlerweile zahlreichen, die hochintensives Intervalltraining mit positiven Effekten für Stoffwechsel und Fitness in Zusammenhang bringen konnten. Es gibt allerdings auch ein kleines Aber: Ältere Personen, Personen mit gesundheitlichen Problemen wie Bluthochdruck oder Diabetes sowie untrainierte Personen sollten vorher die Ausführung dieses sehr anstrengenden Trainings mit einem Arzt besprechen, da der Körper hier wirklich an seine Grenzen gehen muss.

Ottfrieds Bewegungstipps

1. So viel **Bewegung im Alltag** wie möglich (wenig bis moderat anstrengend).
2. **Gehen**, wann immer sich die Gelegenheit dafür bietet (spazieren gehen, wandern, Wege zu Fuß zurücklegen anstatt mit dem Auto).
3. **Grundlagenausdauer** verbessern durch moderates, langes Training (wandern, schwimmen, Fahrrad fahren oder joggen).
4. Möglichst **abwechslungsreich** bewegen und Sport treiben.
5. **Kraftübungen** mit dem eigenen Körpergewicht und Übungen, die ganze Muskelketten beanspruchen.
6. **Hochintensive Intervalle** einbauen.
7. **Mobilität und Flexibilität** verbessern.

Du bist, was du isst

Doch mit der Industrialisierung veränderte sich nicht nur unser Bewegungsverhalten, auch unsere Essgewohnheiten waren im Wandel. Die Errungenschaften der Lebensmittelindustrie stellen die zweite Säule unseres überaus bequemen und energiesparenden Lebensstils dar. Man kann diverse verarbeitete Lebensmittel bis hin zu komplett fertigen Mahlzeiten in fast jedem Supermarkt kaufen. Selbst vermeintlich unverarbeitete Lebensmittel wie Obst und Gemüse gibt es heutzutage klein geschnitten und verzehrfertig in einzelnen Portionen verpackt. Wer macht sich schon beim Orangenschälen die Hände schmutzig, wenn er sie auch ganz nackig in einer Plastikdose kaufen kann? Uns wird immer mehr »Arbeit« abgenommen, und wer heutzutage noch einen Finger krumm macht, um Essen zuzubereiten, ist wohl gerade auf dem Achtsamkeitstrip. Wir müssen uns nicht mehr an den Herd stellen, Gemüse schnippeln und Kartoffeln mit der Hand stampfen. Einfach die Folie von einem Fertiggericht abgezogen, den Pizzaservice angerufen oder bei einem der zahlreichen Schnellimbisse haltgemacht. In einigen Jahren wird es sicherlich auch Roboter geben, die uns die Fertigpampe löffelweise in den Mund schieben. Bis dahin heißt es: stark sein.

Aber mal im Ernst, die Zubereitung von Speisen ist heutzutage so bequem wie noch nie. Wir können Sahne einfach von unserer Küchenmaschine steif schlagen oder im Thermomix das komplette Abendessen zubereiten lassen. Dreckiges Geschirr stellen wir in den Geschirrspüler und holen es sauber und trocken wieder heraus. Jeder, der schon einmal Eiweiß per Hand steif geschlagen oder Nudelteig selbst hergestellt und verarbeitet hat, weiß, dass das ganz schön schweißtreibende Angelegenheiten sind. Insgesamt handelt es sich hierbei natürlich um kleine Energieeinsparungen, die hinsichtlich unseres sitzenden Lebensstils und der Auswirkungen auf unsere Gesundheit nur eine untergeordnete Rolle spielen. Dennoch zeigt sich auch hier der Trend zur absoluten Bequemlichkeit, der sich durch alle Lebensbereiche zieht. Im Endeffekt ist es eben auch die Summe an kleinen Gewohnheiten, die uns gesundheitlich immer näher an den Abgrund bringt.

Wesentlich gravierender jedoch als die bequeme Bereitstellung von Lebensmitteln aller Art sind die gesundheitlichen Folgen, die mit der Art und dem Inhalt unserer Lebensmittel einhergehen. Vor allem die Anhänger der Paleo-Ernährung sehen unsere moderne Ernährung als Ursache vieler Zivilisationskrankheiten. Sie gehen allerdings noch einen Schritt weiter und denken, dass schon die Änderung unserer Essgewohnheiten, angestoßen durch die Neolithische Revolution, zu einer fatalen Fehlanpassung zwischen unseren Genen und unserem Konsumverhalten geführt hat.

Die Neolithische Revolution, von der wir weiter vorne schon gehört haben, also der Übergang von Jägern und Sammlern zu Ackerbauern und Viehhirten, brachte im Wesentlichen zwei zusätzliche Dinge auf den Speiseplan: Getreide und Milch. Beides ist unter Paleo-Anhängern umstritten. Bei ihnen kommen in erster Linie Gemüse und Obst, Fleisch, Fisch und Meeresfrüchte, Eier sowie Pilze und Nüsse auf den Teller. Doch egal ob Paleo-Anhänger oder nicht, die beste Energiequelle für unseren Körper sind natürliche Lebensmittel.

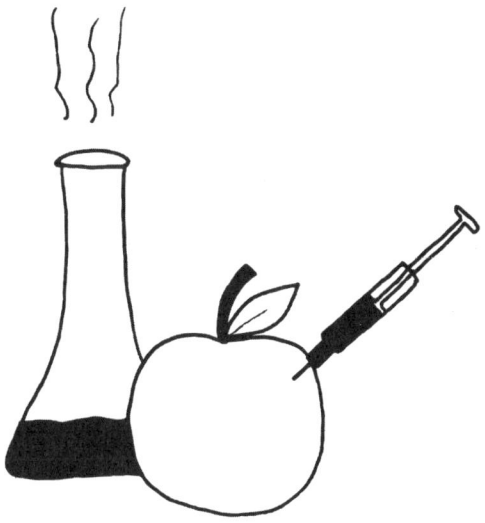

Häufig essen wir zu viel, zu zuckerhaltig, zu viele verarbeitete Lebensmittel und zu viel Chemie in Form von Konservierungsstoffen, Geschmacksverstärkern und Co. Genauso wie Benzinmotoren kaputtgehen, wenn man Diesel tankt, schadet auch dieser falsche Brennstoff unserem Körper und bringt unsere Motoren zum Stottern und schließlich zum Stillstand.

Der Trend zu stark verarbeiteten Lebensmitteln nimmt seinen Anfang allerdings erst in der Industrialisierung. Welchen negativen Einfluss die Ernährung sogenannter zivilisierter Gebiete hat, wird an indigenen Völker auf der ganzen Welt deutlich: Seien es die Tarahumara in Mexiko, die Aborigines in Australien oder Ureinwohner der pazifischen Inselstaaten. Unter traditionellen Lebensbedingungen weisen viele dieser Stämme eine verschwindend geringe Rate an Fettleibigkeit, Diabetes und Herz-Kreislauf-Erkrankungen auf. Doch ziehen Teile der indigenen Bevölkerung vom Land in die Städte und werden mit den neuen Ernährungsweisen der industrialisierten Städte – zu viel, zu süß, zu stark verarbeitet – konfrontiert, schnellt die Zahl insbesondere an Übergewichtigen und Diabetikern, aber auch an Herzerkrankungen innerhalb dieser Bevölkerungsgruppen regelrecht in die Höhe.

Die allgegenwärtige Verfügbarkeit von Lebensmitteln und vor allem auch von ungesunden Lebensmitteln ist im wahrsten Sinne des Wortes Gift für unseren Körper. Wie in Sachen Bewegung und Sport ist eine Eins-zu-eins-Orientierung an unseren steinzeitlichen Vorfahren sicherlich übertrieben, doch auch im Hinblick auf unsere Ernährung können wir von Ottfried und Co. lernen und gesündere Essgewohnheiten in einen modernen Lebensstil einbetten.

In einer umfassenden Metaanalyse, also einer Zusammenfassung von Studien, die die Essgewohnheiten heutiger Jäger und Sammler erfassten, stellten Eaton und seine Kollegen Vergleiche mit industrialisierten Gesellschaften an. Dabei fanden sie bedeutsame Unterschiede in der Nährwertverteilung. Jäger und Sammler scheinen demnach nicht nur weniger Kohlenhydrate, sondern vor allem auch qualitativ andere zu sich zu nehmen, nämlich mehr Ballaststoffe und deutlich weniger einfache Kohlenhydrate, wie etwa Zucker. Im Gegensatz dazu ist der Eiweißanteil in der Ernährung der Jäger und Sammler wesentlich höher als in der normalen westlichen Ernährungsweise. Bezüglich der Fettzufuhr zeigten sich zwar mengenmäßig kaum Unterschiede, allerdings scheint die Ernährung der Jäger und Sammler qualitativ gesünderes Fett zu liefern, das heißt vor allem hohe Werte an einfach und mehrfach ungesättigten Fettsäuren sowie ein besseres Verhältnis von Omega-6- zu Omega-3-Fettsäuren. Außerdem enthält die westliche Ernährungsweise häufig deutlich größere Mengen an Salz. All diese Unterschiede in Kombination mit anderen Lebensstilfaktoren wie insbesondere mehr Bewegung und der Verzicht auf Tabak- oder Alkoholkonsum scheinen Studien zufolge für die geringe Rate an Zivilisationskrankheiten unter Jägern und Sammlern verantwortlich zu sein.

Ein weiterer Aspekt, den wir uns in Sachen Ernährungsgewohnheiten von Ottfried und Co. abschauen können, ist das Fasten. Denn zu Ottfrieds Zeiten fand Essen noch in unregelmäßigeren und größeren Abständen statt als heutzutage. Bei Ottfried war das Essverhalten immer ein Wechsel zwischen Essen und Fasten. Wenn die kargen Landschaften etwas

Nahrhaftes hergaben, wurde das auch zeitnah verspeist, da es nicht lange gelagert werden konnte. Anschließend hieß es warten bis zur nächsten Beute. Wir hingegen essen praktisch rund um die Uhr: hier eine von drei Hauptmahlzeiten, da ein Schokoriegel und dort ein Karamell-Macchiato von Starbucks. Unser Verdauungssystem ist ständig in Aktion. Von früh bis spät wandern diverse Leckereien unsere Speiseröhre hinunter. Dabei ist Fasten, also schlichtweg die zeitweise Abwesenheit von Kalorienzufuhr, ziemlich gesund und heilsam für unseren Körper. Die positiven Effekte selbst von kurzen Fastenperioden – Stichwort: intermittierendes Fasten – sind in vielen Studien gut belegt: erhöhte Insulinsensitivität, Reduzierung von Entzündungsprozessen im Körper, Reinigung des Körpers von altem oder bösartigem Zellmaterial, Gewichtsreduktion, Verbesserung des Blutdrucks und der Cholesterinwerte und, und, und. Fasten hat eine äußerst reinigende Wirkung auf unseren Körper. Da in dieser Zeit weder Eiweiße noch Kohlenhydrate von außen aufgenommen werden, werden Abfall-Eiweiße im Körper abgebaut, also zum Beispiel alte oder beschädigte Zellen, die teilweise auch Bakterien oder Viren enthalten. Durch den Abbau dieser Eiweiße gewinnt der Körper während des Fastens seine Energie. Dieser Zustand heißt Ketose. Durch den Mangel an Zucker fehlt auch bösartigen Zellen wie etwa Krebszellen oder Bakterien die Nahrungsgrundlage. Sie werden somit geschwächt. Es braucht durchaus keine tage- oder gar wochenlange Fastenkur, um diese positiven Effekte zu erzielen. Die Ketose setzt in der Regel schon nach etwa zehn bis zwölf Stunden ohne Zufuhr von Nahrung, insbesondere Eiweißen und Kohlenhydraten, ein. Damit ist es völlig ausreichend, ab und zu mal einen Fastentag einzulegen oder hier und da das Frühstück oder Abendbrot wegzulassen, um von den gesundheitsförderlichen Effekten des Fastens zu profitieren. Kalorienfreie Getränke wie Wasser oder Tee sind währenddessen natürlich kein Problem.

Der Homo sedentarius

*»Nach ausgiebiger Analyse und Sichtung der wissen-
schaftlichen Befunde und Beobachtung des menschlichen
Lebensstils der letzten fünfzig Jahre«, sagte der Professor,
»komme ich nach reiflicher Überlegung zu dem Schluss,
dass der moderne Mensch, der Homo sapiens, langsam,
aber sicher vom Aussterben bedroht ist. Alles spricht dafür, dass wir uns einer neuen Gattung Mensch gegen-
übersehen, die sich so schnell verbreitet wie keine andere
jemals zuvor. Ich nenne sie den Homo sedentarius.« Ge-
bannt hing die Zuhörerschar an den Lippen des Profes-
sors. »Nach meinen aktuellen Schätzungen können Sie davon ausgehen, dass mindestens jeder Zweite von Ihnen die
neuartige Genmutation in sich trägt.« Ein Raunen ging
durch die Menge. Hier und da waren entsetzte Aufschreie
zu hören. Viele blickten sich um und musterten miss-
trauisch ihren Nebenmann. Die alles entscheidende Frage schwebte über ihren Köpfen: Bin ich einer von ihnen?*

Sicher, jeder von uns hat sich schon die eine oder andere Do-
kumentation über noch existierende Naturvölker und Stämme angeschaut. Es ist beeindruckend zu sehen, wozu Menschen imstande sind. Sei es der tägliche Schulweg, bei dem
20 Kilometer über Bergpässe zurückgelegt werden müssen,
das Erklettern von hochhaushohen Bäumen zur Ernte von

Früchten oder der Sprint unter der sengenden Sonne Afrikas während einer Jagd. Sehen wir im Gegensatz dazu uns an, erscheint es uns unvorstellbar, dass wir von noch sehr viel sportlicheren und robusteren Vorfahren abstammen. Dabei gibt es optisch doch kaum Unterschiede. Aber bei Lebensweise und Alltag handelt es sich um zwei grundverschiedene Spezies. Während unsere Vorfahren ihre Körper tagein, tagaus am Limit bewegt haben und einige Naturvölker dies auch noch heute tun, sitzt der Homo sedentarius in seinem Massagesessel und jammert über seinen wund gesessenen Hintern, während er ihnen dabei im Fernsehen zusieht.

Die Bezeichnung Homo sedentarius leitet sich von den lateinischen Wörtern »Homo« – Mensch – und »sedere« – sitzen – ab. Der Homo sedentarius hat es sich in seinem sitzenden Leben bequem gemacht und folgt dem Treiben der Welt bevorzugt auf seinen vier Buchstaben anstatt seiner zwei Beine. Den Tag verbringt er meist im Büro sitzend an seinem Schreibtisch. Wenn er abends nicht vor dem Fernseher hängt, hockt er im Kino, sitzt im Theater, chillt in einer Bar, oder lümmelt bei Freunden. Selbst an Tagen, an denen Schreibtischstuhltäter etwas Sport am Nachmittag treiben, kommen zwar einige Schritte mehr zusammen, die empfohlenen 10 000 werden, wie weiter vorne bereits beschrieben, jedoch so gut wie nie erreicht. Und wenn doch, dann nur unter größter Anstrengung. Jeder, der sich jetzt wiedererkannt hat, darf sich zur großen Gruppe der Menschen zählen, die den evolutionären Abwärtssprung zum Homo sedentarius geschafft haben. Es scheint, als würde er von einer Sitzgelegenheit zur nächsten springen und ganz wie bei der »Reise nach Jerusalem« oder »Stuhltanz« verliert der, der am Ende noch steht.

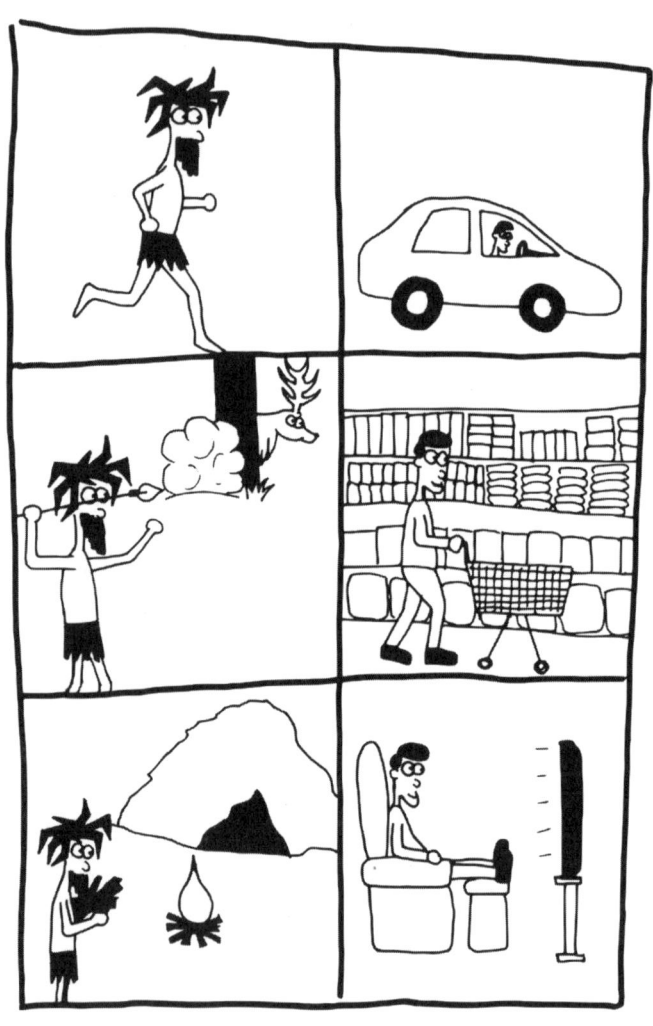

Der Homo sedentarius in Zahlen

Ob im Büro, auf dem Sofa, im Kino, in Bars, im Auto oder in Bus und Bahn – wir sitzen und das nicht zu knapp. Nach einer Studie der DKV und der Deutschen Sporthochschule in Köln aus dem Jahr 2015, in der 3000 Leute aus ganz Deutschland befragt wurden, sitzen die Deutschen unter der Woche im Durchschnitt 7,5 Stunden pro Tag, am Wochenende etwas weniger. In der Gruppe der 18- bis 29-Jährigen sind es sogar neun Stunden. Das heißt, gerade die jungen Leute, die sich doch in den Jahren zuvor immer durch besondere Fitness ausgezeichnet haben, sind heute die Sitzenbleiber der Gesellschaft. Verrückt, oder? Männer scheinen im Schnitt eine halbe bis dreiviertel Stunde mehr zu sitzen als Frauen, wobei sie andere Beschäftigungen im Sitzen bevorzugen. Die Teilnehmer der Studie wurden nämlich auch danach gefragt, was sie auf ihren vier Buchstaben sitzend so machen. Die meiste Zeit, nämlich rund 30 Prozent der Sitzzeit, geht unter der Woche für Fernsehen drauf. Bei Männern sogar noch mehr. Frauen hingegen trainieren ihr Sitzfleisch lieber bei Kinobesuchen, Treffen mit Freunden oder gemütlichem Lesen. Natürlich sind das alles nur statistische Mittelwerte. Es gibt also genug Leute, die deutlich weniger sitzen als der Durchschnitt. Als Kehrseite gibt es aber auch viele, ja sehr viele Menschen in Deutschland, die fast den ganzen Tag im Sitzen verbringen und ihren Körper vermutlich nur in die Senkrechte bringen, um zur Toilette zu gehen oder dem Pizzaboten die Tür zu öffnen.

Auch in anderen Studien waren die Angaben zur sitzend verbrachten Zeit nicht weniger beunruhigend. In einer amerikanischen Studie aus dem Jahr 2008 beispielsweise trugen die

Teilnehmer sogenannte Akzelerometer. Das sind Beschleunigungsmesser, die man am Handgelenk oder an der Hüfte trägt. Mit Hilfe von solchen Akzelerometern kann man sich ein ziemlich genaues Bild des Bewegungsverhaltens machen, sprich wie schnell und wie lange man sich bewegt oder eben auch nicht.

Diese Messmethode ist besonders zuverlässig. Bei subjektiven Messmethoden wie etwa Fragebögen hat man als Wissenschaftler immer das Problem, dass man nicht sicher sein kann, ob das, was die Leute angeben, auch den Tatsachen entspricht. Denn natürlich läuft niemand den ganzen Tag mit einer Stoppuhr durch die Gegend, um genau zu dokumentieren, wie viel Zeit er oder sie mit welchen Tätigkeiten verbringt.

Insgesamt werteten die amerikanischen Forscher Daten von 6329 Studienteilnehmern im Alter von 6 bis 85 Jahren aus. Am wenigsten Zeit im Sitzen verbrachte die jüngste Altersgruppe, nämlich die Sechs- bis Elfjährigen. Bei ihnen betrug der Anteil der Sitzzeit etwa 40 Prozent des Tages, also rund sechs Stunden. Liebe Eltern, an dieser Stelle können Sie wirklich noch etwas von Ihren Kindern lernen. Während wir Erwachsenen in der Freizeit meist träge auf dem Sofa herumhängen, können kleine Kinder gar nicht genug von Bewegung bekommen. Sie hüpfen herum, rennen beim Spazierengehen voraus und klettern auf jede Mauer und jeden Baum, der ihnen auf ihrem Weg begegnet. Aber Achtung: Wenn die Kleinen größer werden, siegt die Bequemlichkeit über die Neugierde und der natürliche Bewegungsdrang scheint schlichtweg zu verpuffen. Die Teenies eifern fleißig den Erwachsenen nach und versuchen, sich möglichst deutlich vom kindischen Verhalten zu distanzieren. Abhängen vor dem Fernseher, dem Computer, dem Smartphone oder auf dem Sofa mit Freunden –

Hauptsache so wenig Bewegung wie nur möglich. Vor allem bei den Jugendlichen zwischen sechzehn und neunzehn Jahren sieht man einen deutlichen Anstieg. Hier entspricht der Anteil der Sitzzeit schon gut 60 Prozent des Tages, das heißt um die acht Stunden. Erwachsene zwischen zwanzig und sechzig Jahren verbrachten in dieser Studie gut 7 bis 7,5 Stunden des Tages im Sitzen. Die inaktivste Gruppe waren schließlich die 70- bis 85-Jährigen. Sie brachten es auf über neun Stunden Sitzen pro Tag. Was sicherlich nicht verwunderlich ist. Im Unterschied zu der zuvor beschriebenen deutschen Studie, verbrachten hier die Frauen fast durchweg mehr Zeit im Sitzen als die Männer. Insgesamt sind die Unterschiede zwischen Männern und Frauen aber verhältnismäßig gering, sodass vor allem zählt, dass viele Menschen, egal ob Männlein oder Weiblein, schlichtweg sehr viel Zeit im Sitzen verbringen.

Interessant ist auch eine Studie amerikanischer Forscher aus dem Jahr 2013. Die Wissenschaftler schauten sich nicht nur an, wie viel Zeit im Sitzen oder in Bewegung verbracht wird, sondern auch, wie sich die bewegte Zeit auf verschiedene Anstrengungskategorien verteilt. Hierfür nutzen sie Daten einer repräsentativen Stichprobe von 3725 Amerikanern und ebenfalls Akzelerometer. Körperliche Aktivitäten werden in der Wissenschaft häufig in drei Kategorien unterteilt: geringe, moderate und hohe Intensität. Mit Aktivitäten von geringer Intensität sind beispielsweise gemütliches Gehen, leichte Hausarbeiten, Stehen oder auch entspannte Formen des Yogas gemeint. Unter Aktivitäten mit moderater Intensität fallen: Wandern, lockeres Fahrradfahren oder Tischtennisspielen. Und Aktivitäten mit hoher Intensität sind alle Beschäftigungen, die richtig anstrengend sind. Nein, nicht in den Keller gehen und einen Kasten

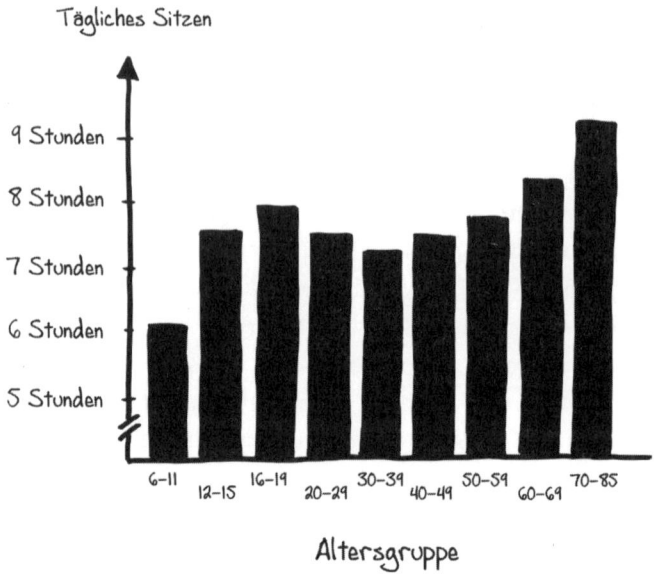

Bier holen. Vielmehr sind Joggen, Fußball spielen oder auch Skifahren gemeint. Diese Unterteilung haben wir auch schon bei der Studie an den Amish in Kanada kennengelernt.

Auch die Teilnehmer dieser Studie verbrachten mehr als die Hälfte des Tages im Sitzen. Zudem lag die Dauer für moderate Aktivität im Mittel gerade einmal bei 22 Minuten und die für intensive Aktivität sogar nur bei einer Minute pro Tag. Das heißt, weder wird das Herz-Kreislauf-System gefordert noch muss die Muskulatur während des Tages besonders hart arbeiten. Das ist, als würde man einen Sportwagen immer nur mit 30 Kilometern pro Stunde zum nächstgelegenen Supermarkt und von dort wieder zurück fahren. An seinem schönen Auto wird der Besitzer vermutlich nicht lange Freude

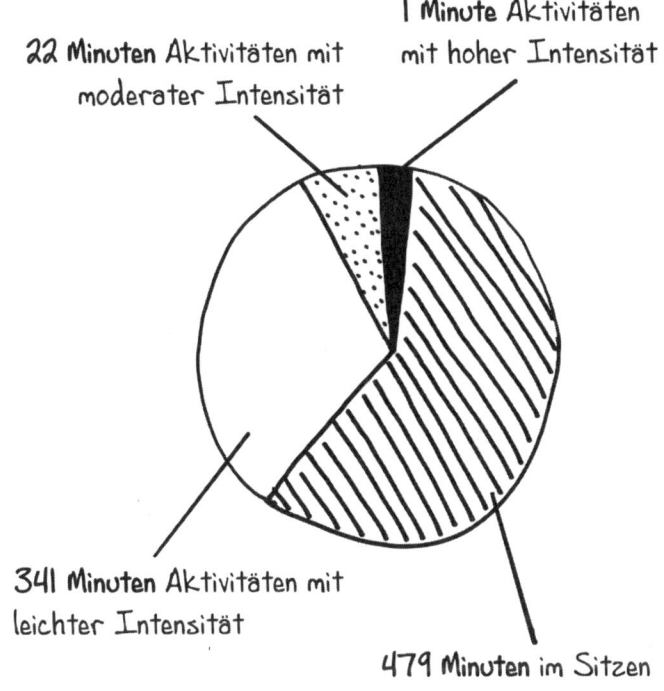

1 Minute Aktivitäten mit hoher Intensität

22 Minuten Aktivitäten mit moderater Intensität

341 Minuten Aktivitäten mit leichter Intensität

479 Minuten im Sitzen

haben, da es für eine ganze andere Beanspruchung gebaut ist. Übrigens wurde in dieser Studie auch die Anzahl der Schritte erfasst. Diese lag im Durchschnitt bei 6549 Schritten pro Tag – also weniger als die Hälfte der Schritte, die die Amish in Ontario am Tag im Durchschnitt zurücklegten. Außerdem verbrachten die Amish eine Stunde (nicht eine Minute) mit intensiver und ganze 351 Minuten mit moderater Aktivität, und zwar jeden Tag. Die Zeit, die sie täglich im Sitzen verbrachten war mit 186 Minuten fast um das 3-fache geringer als die der untersuchten Amerikaner.

	Durchschnitts-amerikaner[1]	Amish[2]
Sitzen	479 Minuten	186 Minuten
Aktivitäten mit moderater Intensität	22 Minuten	351 Minuten
Aktivitäten mit hoher Intensität	1 Minuten	60 Minuten
Schritte pro Tag	6549	15 315

[1] nach Schuna, Johnson & Tudor-Locke, 2013
[2] nach Bassett, Schneider & Huntington, 2004

In der Sitzfalle

Die Sitzfalle:
Substantiv; weiblich
Eine von Menschen künstlich geschaffene Fangvorrichtung mit dem Ziel, Artgenossen einzufangen und an Ort und Stelle zu halten. Sie variiert in Form, Struktur und Funktionsumfang und kann entweder ein oder mehrere Menschen gleichzeitig aufnehmen. Einige Sitzfallen bedienen sich bewährter Lockmittel, wie beispielsweise flauschiger Kissen, Bierhalter oder ergonomisch geformter Rückenpolster, doch schon ein Mauervorsprung kann sich als erfolgreiche Falle erweisen. Ist ein Individuum geschnappt, sendet es oftmals Hilferufe wie »Hier bin ich« aus, untermalt von heranwinkenden Handbewegungen. In der Folge werden weitere Individuen angezogen. Die modernsten und ausgefeiltesten Sitzfallen, sogenannte Arenen, sind in der Lage, mehr als 100 000 Individuen zeitgleich festzuhalten.

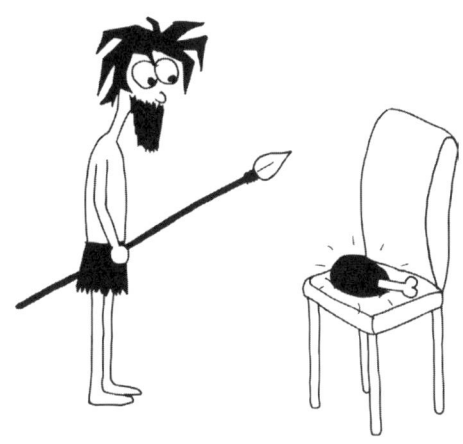

Sitzfalle: Arbeitsplatz

Unser Job ist ein wesentlicher Faktor, wenn es darum geht, wie aktiv wir unseren Tag gestalten. Immerhin gehen wir dieser Tätigkeit gute acht Stunden am Tag nach. Während sich Briefträger, Bauarbeiter oder Kellner über ihr Bewegungsverhalten kaum Gedanken machen müssen, schlägt die Sitzfalle bei vielen Büroangestellten gnadenlos zu. Selbst in ihrer Mittagspause sitzen die meisten in der Mensa, Cafeteria oder immer noch an ihrem Arbeitsplatz. PC-Arbeit, Meetings und Co. finden in der Regel im Sitzen statt, daher trifft die Sitz-Epidemie Menschen mit einem Bürojob besonders hart. Dabei bringt es ein Büroangestellter während seines Berufslebens wohl auf 50 000 bis zu 80 000 versessene Stunden – allein im Büro. Für sie scheint es fast unausweichlich, den Tag in ihrem Bürostuhl zu verbringen. Doch beispielsweise auch Fahrer von Bussen und Bahnen, Angestellte in Callcentern oder viele Fabrikarbeiter erledigen ihre Jobs im Sitzen.

Bei Büroangestellten entfallen meist mehr als 70 Prozent der Arbeitszeit auf sitzende Tätigkeiten. Bei einem Vollzeitjob sind das rund sechs Stunden pro Tag. Damit macht das Sitzen am Arbeitsplatz bei Büroangestellten gut 60 Prozent der gesamten Sitzzeit des Tages aus. In einer britischen Studie aus dem Jahr 2014 haben sich Wissenschaftler einmal die Schrittzahlen von Büroangestellten genauer angeschaut. Während der Arbeitszeit kamen die Beschäftigten im Schnitt auf 4377 Schritte. Wenn man den ganzen Arbeitstag, also auch die Stunden vor und nach der Arbeit, einbezieht, erreichten die Studienteilnehmer durchschnittlich 8778 Schritte. Wenig überraschend war dabei, dass diejenigen, die während ihres Büroalltages am meisten saßen – fast 7,5 Stunden im Vergleich zu den Wenigsitzern mit knapp 3,5 Stunden –, auch diejenigen waren, die über den gesamten Tag hinweg am wenigsten Schritte zurücklegten.

Es ist also keineswegs so, dass sich die Vielsitzer im Büro dafür in ihrer Freizeit besonders ausgiebig bewegen, um am Ende des Tages genauso viel Bewegung auf dem Konto zu haben, wie die, die während der Arbeit weniger sitzen. Bisherige Studien zeigen, dass ein solcher Ausgleich leider nicht stattfindet, sondern es läuft eher nach dem Motto: Jetzt hab ich schon zwei Kekse genascht, da kann ich auch gleich die ganze Packung aufessen. Ein gutes Beispiel für Unterschiede im Bewegungsverhalten zwischen verschiedenen Jobpositionen zeigt auch eine Studie mit Postangestellten in Großbritannien. Hierbei wurden Angestellte, die am Schalter arbeiten, und Mitarbeiter, die die Post zustellen, miteinander verglichen. Während der Arbeitszeit brachten es die Postboten auf sage und schreibe 16 000 Schritte, während es bei den Angestellten in der Postfiliale weniger als halb so viele, nämlich 6700 Schritte waren. Und auch in dieser Studie sprachen die Ergebnisse dafür, dass ein sitzender Beruf nicht dazu führt, in der Freizeit umso aktiver zu sein. In den Stunden außerhalb der Arbeit unterschieden sich die Mitarbeiter der beiden Jobpositionen bezüglich ihres Bewegungsverhaltens nämlich nicht.

Sitzfalle: digitale Medien

Moderne Medien wie Fernseher, Computer und Smartphone bereichern unser Leben jeden Tag. Uns stehen die Türen zu unzähligen Filmen und Serien offen, das Online-Wissen ist scheinbar unbegrenzt und via Internet stehen wir immer und überall mit unseren Liebsten in Kontakt. Und zugleich sind moderne Medien, vor allem unser Fernseher, eine echte Sitzfalle. Wir fläzen uns auf das Sofa, schalten die Glotze ein und lassen uns berieseln – weniger Bewegung ist kaum möglich.

Nach Angaben des DKV-Reports verbringen die Deutschen gut 30 Prozent ihrer Sitzzeit vor der Flimmerkiste. Doch die Errungenschaften der Neuzeit bringen noch mehr Verlockungen mit sich: Computer, Tablets, Smartphones und Spielekonsolen laden zum Lümmeln auf der Couch ein. Hinzu kommt, dass all dies in den meisten Haushalten rund um die Uhr und unbegrenzt verfügbar ist. Laut Statistischem Bundesamt verfügen 95 Prozent aller Haushalte über mindestens einen Fernseher, 85 Prozent haben mindesten einen Computer oder Laptop und in 80 Prozent der Haushalte ist ein Internetanschluss vorhanden. Anfang der 1960er-Jahre gab es nur in etwa einem Drittel der Haushalte ein Fernsehgerät und das noch völlig ohne Farbe und Fernbedienung, von Computer und Internet natürlich ganz zu schweigen.

Bildschirme begleiten uns überall hin. Im Schlafzimmer flackern die Fernseher vor dem Einschlafen. Beim Essen läuft die Glotze, um bloß nichts zu verpassen. Freunde trifft man lieber online als im »real life« – zu viel Bewegung, zu viel Aufwand und eigentlich hat man ja sowieso für nichts Zeit, schließlich läuft gleich der Bachelor im TV und nebenbei will man sich ja noch die süßen Tiervideos auf YouTube ansehen.

Mir geht es ja genauso. Erst vor Kurzem habe ich bei einem fast zweitägigen Stromausfall gemerkt, wie eingeschränkt die eigene Freizeitgestaltung ausfällt, wenn der Akku vom Laptop zur Neige geht. Vom Fehlen von Licht und Wärme in den Abendstunden mal abgesehen, war das definitiv ein kleiner Aha-Moment. Ich habe mich gefragt, was wir eigentlich früher so gemacht haben, als moderne Medien zwar schon populär, aber noch nicht so allgegenwärtig waren. Okay, ich muss zugeben, die Sims waren in meiner Jugend der absolute Renner und haben mich schon damals stundenlang auf den Computerbildschirm schauen lassen. Aber ich erinnere mich auch daran, dass ich mich mit Freunden zum Inlineskating, Schlittschuhlaufen, Volleyball- oder Basketballspielen, Schwimmen oder einfach nur zum Bummeln in der Stadt verabredet habe. Letzteres sah wohlgemerkt nicht so aus, dass meine Freundin und ich uns nebeneinander in ein Einkaufszentrum setzten und jeder auf seinem Smartphone rumtippte oder wischte. Heute dagegen scheinen wir uns mit einem Leben vor dem Bildschirm – am besten in sitzender, wenn nicht gleich liegender Position – bestens zu arrangieren. Dabei verpassen wir das wahre Leben, das wirklich in bewegten Bildern stattfindet.

Sitzfalle: Fortbewegung

Um von A nach B zu kommen, können wir uns heutzutage leider noch nicht beamen. Doch auch wenn das sicherlich der Bequemlichkeit das Sahnehäubchen aufsetzen würde, sind wir mit den modernen Errungenschaften Auto, Bahn und Flugzeug sehr nah dran. Während Ottfried und Co. noch körpereigene Energie verbrannt haben, verheizen wir heutzutage lieber Benzin. Zu Ottfrieds Zeiten legten die Menschen noch kilometerlange Strecken zu Fuß zurück: Sei es, um auf die Jagd zu gehen, Früchte, Nüsse, Wurzeln und Feuerholz zu sammeln oder zum nächsten Lagerplatz zu ziehen. Das einzige Fortbewegungsmittel waren die eigenen Füße. Heutzutage, da in vielen Haushalten ein oder sogar mehrere Autos zur Verfügung stehen, sinkt die Bereitschaft, bestimmte Strecken zu Fuß zu gehen, immer mehr. Wir geiern auf die Parklücken direkt vor den Einkaufsläden, fahren mit dem Auto zum Fitnessstudio um die Ecke und stöhnen, wenn die Rolltreppe mal streikt. Nach Angaben des Statistischen Bundesamtes verfügten 2013 in Deutschland 77 Prozent der Haushalte über mindestens ein Auto. Wir Deutschen verbringen im Schnitt gut vierzig bis fünfzig Minuten pro Tag im Auto, um von Ort zu Ort zu fahren. Dabei sind Autos nicht nur eine kostspielige Angelegenheit und schlecht für unser Bewegungsverhalten. Der allgegenwärtige Gebrauch führt auch zu überfüllten Straßen und Luftverschmutzung und trägt damit nicht unwesentlich zur Emission von umweltschädlichen Treibhausgasen bei.

Im Vergleich zu den USA scheinen Menschen in europäischen Ländern deutlich häufiger das Auto stehen zu lassen und sich stattdessen zu Fuß, mit dem Rad oder öffentlichen

Verkehrsmitteln fortzubewegen. Die Ergebnisse einer vergleichenden Studie von 2008 sind da sehr deutlich: Im Jahr 2000 ist demnach der Durchschnittseuropäer 382 Kilometer gegangen, während ein US-Amerikaner im Schnitt nur 140 Kilometer zu Fuß zurückgelegt hat. Das gleiche Bild ergab sich auch bezüglich des Fahrradfahrens. Die Europäer strampelten mit 187 Kilometer im Vergleich zu 40 Kilometer fast fünfmal so viel. Deutschland lag hierbei mit 372 Kilometern zu Fuß und 291 Kilometern mit dem Fahrrad pro Kopf und Jahr im europäischen Durchschnitt beziehungsweise beim Radfahren sogar noch darüber. Nicht zu toppen sind allerdings die fahrradverrückten Niederländer, wo man in den Städten vor lauter Fahrrädern die Straßen nicht mehr sieht. Im Schnitt legen unsere niederländischen Nachbarn pro Kopf und Jahr 848 Kilometer mit dem Fahrrad zurück. Das entspricht der Strecke von Kiel nach München, also quer durch Deutschland vom nördlichen zum südlichen Ende. Irre. Für den Energieverbrauch haben diese drastischen Unterschiede hinsichtlich der aktiven Fortbewegung zwischen Europa und den USA natürlich auch Auswirkungen. Rechnet man die Durchschnittswerte für die aktive Fortbewegung in Kalorien um, verbrauchen Europäer im Schnitt 48 bis 83 Kilokalorien pro Tag zusätzlich, allein indem sie zu Fuß oder mit dem Fahrrad Wege zurücklegen. Im Vergleich dazu sind es bei den Amerikanern nur etwa 20 Kilokalorien. Also weniger als einen Schluck aus der Colaflasche.

Auch wenn ausgerechnet die Autonarren aus Deutschland im Vergleich zu den Amerikanern wie vermeintliche Sportskanonen erscheinen, ist noch jede Menge Luft nach oben. Denn auch in Deutschland kommen die eigenen Füße für die meisten Wege nicht zum Einsatz. Geht es beispielsweise

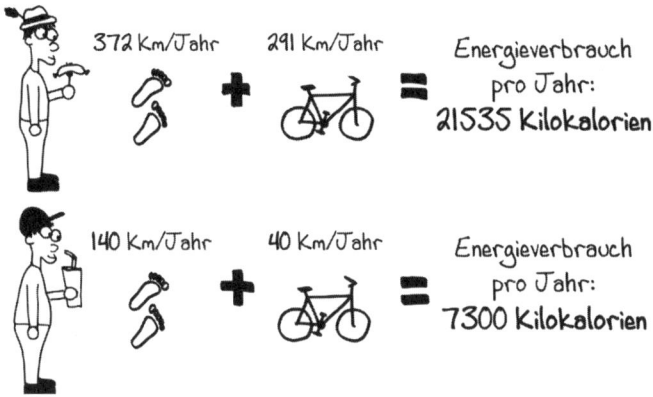

372 Km/Jahr + 291 Km/Jahr = Energieverbrauch pro Jahr: 21535 Kilokalorien

140 Km/Jahr + 40 Km/Jahr = Energieverbrauch pro Jahr: 7300 Kilokalorien

um den Arbeitsweg, wird dieser hierzulande, laut der »Mobilität in Deutschland 2008«-Studie im Auftrag des Bundesministeriums für Verkehr, Bau und Stadtentwicklung, nur von 10 Prozent der Berufstätigen mit dem Fahrrad und von 8 Prozent zu Fuß zurückgelegt. Die allermeisten Arbeitnehmer, nämlich rund zwei Drittel, fahren mit dem Auto zur Arbeit. Um kleinere Einkäufe zu erledigen, wird etwas häufiger auch der Fußweg anstelle der Straße benutzt. Vor allem in städtischen Wohnsiedlung befindet sich der nächste Supermarkt meist in Sichtweite, was zwar viele, aber noch immer zu wenige Menschen dazu ermuntert, zum Supermarkt zu gehen anstatt zu fahren. Immerhin werden 28 Prozent der Einkäufe zu Fuß und 11 Prozent mit dem Fahrrad erledigt.

Gesamtes
Verkehrsaufkommen

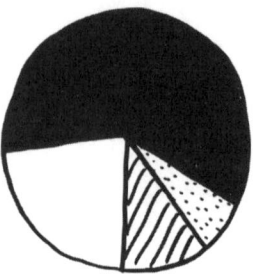

Weg zur Arbeit

Weg zum Einkaufen

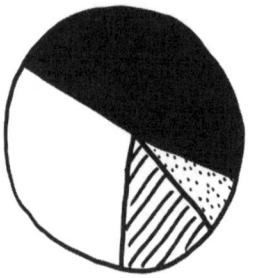

■ Mit dem Auto

▨ Mit dem Fahrrad

☐ Zu Fuß

▦ Mit öffentlichen Verkehrsmitteln

Warum sitzen wir überhaupt so viel?

Die Frage, die Ottfried an dieser Stelle nun wirklich auf den Zähnen brennen würde, ist die nach dem Warum. Warum nur sitzen wir überhaupt so viel? Wurden Ottfried und Co. einfach nur Opfer widriger Umstände, die sie zum Homo sedentarius machten? Ja! Und dieser Umstand heißt *Mensch.*

Unsere Welt ist ein Resultat der Entwicklung des menschlichen Gehirns und auch des menschlichen Egos. Zuerst haben wir entdeckt, wie man Feuer macht, dann kamen wir auf den Trichter mit der Landwirtschaft. Blöderweise erfand auch noch irgend so ein fauler Urmel das Rad. Na ja, und weil man ja nie genug haben kann, fing man an Büros zu bauen und Fernseher zu entwickeln. Schon war das Kind in den Brunnen gefallen.

Bequeme Umstände erfordern bequeme Maßnahmen

In der Tat haben die industriellen Revolutionen und technischen Neuerungen diesen Lebensstil überhaupt erst ermöglicht. Aber nur weil die Gegebenheiten da sind, müssen wir sie ja nicht unbedingt nutzen, oder?

Aus evolutionärer Sicht macht es für unseren Körper durchaus Sinn, nach Ruhepausen zu suchen, denn die waren in der Steinzeit eher rar. In langen, kargen Wintern, in denen die Nahrungssuche langwierig und kräftezehrend war, galt es, die eigenen Fettreserven im Körper möglichst lange zu schonen. Steinzeitmenschen wie Ottfried mussten sich daher, wann immer die Möglichkeit bestand, ausruhen, um auch Zeiten der Nahrungsknappheit zu überleben.

Der entscheidende Unterschied dabei ist, dass Ottfrieds bequeme Möglichkeiten deutlich eingeschränkter waren als unsere. Wir können, wenn wir wollen, den ganzen Tag im Energiesparmodus verbringen und dennoch etwas zustande bringen. Beispielsweise bei der Nahrungsbeschaffung. Während Ottfried und die anderen Männer seines Stammes Tiere bis zu deren Erschöpfung über die weiten Landschaften jagten, um sie schließlich mit einem Speer zu erlegen, setzen wir uns hierfür ganz einfach in unser Auto, fahren zum Supermarkt, legen dort vielleicht 500 Schritte zurück und können alsbald samt erlegter Beute die Heimreise antreten … äh, heimfahren. Ganz zu schweigen von den unzähligen Lieferserviceangeboten, bei denen wir im Handumdrehen jemand anderen für uns auf die Jagd schicken können. Komplett anders sah es bei Ottfried aus. Nachdem das Tier kilometerweit gehetzt und schließlich erlegt worden war, war gerade einmal die Hälfte der Arbeit erledigt. Denn jetzt musste die Beute zum Rest des Stammes gebracht werden – und das zu Fuß.

Wer jetzt denkt, die Steinzeitdamen saßen den ganzen Tag nur vor ihren Höhlen und starrten Löcher in die Luft, der irrt. Denn wenn sie nicht gerade Kinder versorgten und Essen zubereiteten, waren sie unterwegs, um Früchte und Pflanzen zu sammeln oder nach Wurzeln zu graben. Auch die Essenszubereitung gestaltete sich deutlich aufwendiger als Mikrowelle auf, Essen rein und fertig. Während wir uns zum Essen ganz gemütlich aufs Sofa fläzen und seelenruhig in den Fernseher schauen, hätte es Ottfried jederzeit passieren können, dass sich wilde, hungrige Tiere in sein Lager verirrten. Dann war Schnelligkeit und Athletik gefragt. Kein

Problem für die Steinzeitbewohner. Unsere Chancen jedoch wären groß gewesen, selbst als Abendessen in den Mägen eines Rudels Säbelzahntiger zu landen.

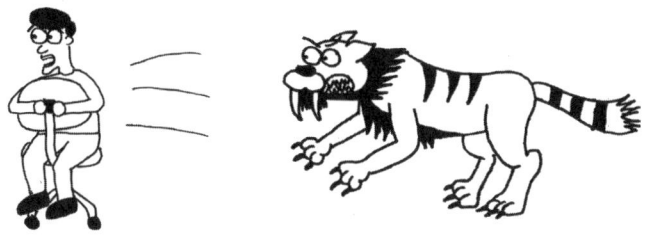

Also, halten wir fest: Wenn sich die Gelegenheit bietet, geben wir uns mit Vergnügen und Leichtigkeit der Bequemlichkeit hin, wie es sicherlich auch Ottfried getan hätte. Denn irgendwo in uns schlummert der Drang, möglichst viel Energie zu sparen. Der Körper baut Muskeln ab, wenn er merkt, dass diese nicht gebraucht werden. Und zwar aus genau einem Grund: Sie sind energieverschwendender Luxus. Viele kämpfen mit ihrem Gewicht oder sind schon übergewichtig, weil es aus evolutionärer Sicht für den Körper Sinn macht, sich ein kleines Fettpölsterchen zuzulegen, um für die nächste Hungersnot gewappnet zu sein, die jedoch die meisten von uns nie ereilen wird.

Und daher folgt jetzt das große Aber: Da wir vernunftbegabte Wesen sind und durchaus die Fähigkeit haben, unser eigenes Verhalten zu hinterfragen, scheint es kein Hexenwerk zu sein, wenn wir unser Verhalten den »neuen« Lebensumständen anpassen. Und tatsächlich, wenn wir uns das Essverhalten vieler Menschen anschauen, ist es von Maß- und Kontrolllosigkeit doch ein gutes Stück weit entfernt. Also warum können wir dann nicht viel häufiger »Nein!« zum Sitzen sagen?

Was ich nicht weiß, macht mich nicht heiß

Seit jeher wird die Entwicklung des Menschen vom Fortschritt angetrieben, also neuen Erfahrungen, Erfindungen und Entdeckungen. Ohne diese schier unendliche Zahl an Neuerrungen wären wir heute nicht wer und wo wir sind. Dennoch wurden Neuerungen und aktuellste Erkenntnisse immer auch von Ablehnung begleitet und von Skeptikern boykottiert, von Menschen, die den Fortschritt nicht wahrhaben wollen oder können, weil sie entweder Angst vor Veränderungen haben oder schlicht, weil gewisse Dinge den persönlichen Horizont übersteigen.

Tatsächlich jedoch ist es nur logisch, dass wir uns immer weiterentwickeln, sprich immer neuere Erkenntnisse gewinnen und dabei möglicherweise bisher geltendes Wissen als ungültig oder ungenügend erklären. Dass die Welt eine Kugel ist, weiß heute jedes Kind. Vor einigen Tausend Jahren war man sich jedoch sicher, wir lebten auf einer Scheibe. Und vor etwas mehr als 200 Jahren dachte man noch, die Erde wäre das Zentrum des Universums. Wer etwas anderes behauptete, wurde für verrückt erklärt oder noch schlimmer als Ketzer abgestraft.

Sicherlich erinnert sich jeder noch an den großen Aufschrei in den Medien unter der Schlagzeile »Verarbeitetes Fleisch ist krebserregend« Ende des Jahres 2015. Die Internationale Agentur für Krebsforschung unter Schirmherrschaft der Weltgesundheitsorganisation hatte verarbeitetes Fleisch wie Bratwurst, Salami oder Schinken in die Kategorie 1 der krebserregenden Stoffe einsortiert. Das heißt in dieselbe Kategorie, in die auch das Rauchen von Zigaretten, Plutonium oder Asbest fallen. Viele Verbraucher waren überrascht, gar schockiert, und stellten auch ihren eigenen Konsum infrage. Andere wiederum taten diese Meldung als Quatsch ab. Ein ähnliches Problem oder eine ähnliche Chance besteht auch beim Sitzen. Denn zurzeit wissen viele Menschen einfach noch gar nicht, wie schädlich langes Sitzen überhaupt sein kann, was sicherlich der Tatsache geschuldet ist, dass die Forschung auf diesem Gebiet noch in den Kinderschuhen steckt. Wir wissen, dass zu viel, zu fettiges und zu zuckerhaltiges Essen uns dick macht und Diabetes und Herz-Kreislauf-Erkrankungen nach sich ziehen kann. Wir wissen auch, wie wichtig es ist, regelmäßig Sport zu treiben – nicht nur im Hinblick auf unser Gewicht, sondern auch auf die allgemeine Gesundheit unseres Körpers. Aber ist Sitzen überhaupt ungesund oder in irgendeiner Weise schlecht? Vor einiger Zeit hätte ich auf jeden Fall gesagt: »Nö. Solange man regelmäßig Sport treibt, ist alles paletti.« Was soll auch schon groß passieren? Maximal schläft man ein und verpasst den Film, die Haltestelle oder wird vom Chef geweckt, nachdem man mit der Nase aus Versehen hundertmal auf »E-Mail senden« gekommen ist. Ich kann mir vorstellen, dass es vielen nicht anders geht. Sich des gesundheitlichen Risikos unseres sitzenden Lebensstils bewusst zu werden, ist ein wichtiger Schritt, um den nächsten Stuhl auch mal unbenutzt zu lassen.

Denn tatsächlich sind die Menschen durchaus bereit, ihrer Gesundheit zuliebe mehr Bewegung in den Alltag zu bringen. In einigen Studien wurde die Wirkung von Bannern und Pos-

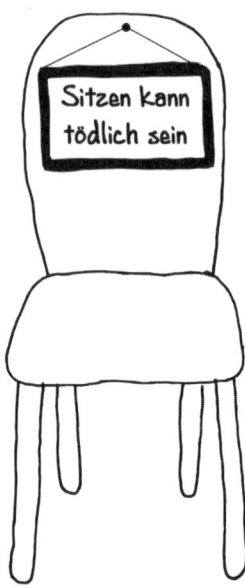

tern untersucht, die an Stellen angebracht wurden, an denen man sich entscheiden musste, ob man die Treppe oder die Rolltreppe beziehungsweise den Aufzug benutzte. Auf den Plakaten wurde auf die gesundheitliche Relevanz eines aktiven Lebensstils hingewiesen. Und tatsächlich halfen diese Plakate, den Prozentsatz an Leuten, die die Treppen anstelle des Aufzugs oder der Rolltreppe nahmen, zu erhöhen. Menschen sind also in der Tat gewillt, ihrer Gesundheit zuliebe den weniger bequemen Weg zu wählen. Häufig sind sie sich jedoch gar nicht bewusst darüber, dass ihr bisheriges Verhalten gesundheitlich bedenklich sein könnte.

Ein bisschen hedonistisch veranlagt? Vielleicht!

Leider ist der Mensch kein durch und durch rationales Wesen, sondern nicht unwesentlich von seinen Bedürfnissen, Wünschen und Freuden bestimmt – die einen mehr, die anderen weniger. Heutzutage wird der Begriff Hedonist eher abschätzig für Personen verwendet, die eigennützig nur nach ihrem eigenen Spaß suchen und nicht gern arbeiten, sondern andere für sich schuften lassen. Das trifft es aber nicht ganz. Fragen wir den Begründer des Hedonismus, Aristippos von Kyrene, geht es beim Hedonismus vor allem um die Kunst des gelingenden Lebens. Aristippos von Kyrene lebte übrigens um 400 vor Christus im antiken Griechenland und besuchte damals die Seminare von Sokrates. Der Hedonismus, im ursprünglichen Sinne meint die Suche nach einem guten Leben, was für jeden ganz unterschiedlich sein kann, jedoch nicht, wie heutzutage interpretiert, auf Eigennutz basiert. Eher im Gegenteil: Es geht auch um die Vermeidung von Schmerz und Schaden sowohl für sich selbst als auch für andere. Aristippos war der Meinung, dass allein Freude oder Lust beziehungsweise die Vermeidung von Schmerz oder negativen Gefühlen die innerste Triebfeder ist.

Okay, aber was hat das jetzt noch einmal mit dem Sitzen zu tun? Hätten Sie damals Aristippos gesagt, dass Sie so viel Zeit im Sitzen verbringen, weil Ihnen das schlicht und ergreifend ziemlich viel Freude bereitet, hätte er Sie vermutlich zu Ihrer gelingenden Lebensführung beglückwünscht. Und da ist ja auch etwas Wahres dran. Wenn wir ehrlich sind, ist es schließlich so, dass süßes und fettiges Essen einfach richtig gut schmeckt und obendrein irgendwie glücklich macht (für den Moment). Und genauso verhält es sich auch mit dem

Sitzen: Es ist eben wahnsinnig bequem und angenehm. Wer kennt das nicht, nach einem fünfstündigen Shopping-Marathon durch IKEA oder sämtliche Klamottenläden in der Stadt dampfen die Füße und sind kurz davor abzufallen. Wie schön ist es da doch, einen Stuhl zu haben, der einem die Last des eigenen Körpers abnimmt. Und mal ehrlich: Es gibt Beschäftigungen, die echt Spaß machen und im Sitzen einfach so viel besser sind. Wer hätte schon Lust, während eines Kinofilms die ganze Zeit zu stehen oder sich bei Fitnessübungen zu verausgaben? Viele sitzende Freizeitbeschäftigungen machen wir überaus gern. Ob Serienmarathon, Onlineshopping oder Fußball-WM – selbst wenn wir all dem vielleicht auch irgendwie aktiv nachgehen könnten, entscheiden wir uns, wenn wir die Wahl haben, ganz klar für die entspannte Variante im Sitzen.

Ich würde ja, wenn ich nur könnte

Doch nicht nur machen viele sitzende Beschäftigungen mehr Spaß als sportlich aktive, in unserem alltäglichen Leben ist es auch deutlich leichter beziehungsweise praktikabler, viel Zeit im Sitzen zu verbringen, anstatt dieselben Aktivitäten mit Bewegung zu verknüpfen. Wie leicht wäre es wohl für jemanden, der einen Bürojob hat, seine Arbeit körperlich aktiv zu verrichten? Ganz genau: geradezu unmöglich.

Der amerikanische Wissenschaftler Leonard Epstein übertrug Prinzipien der Verhaltensökonomie auf die Entscheidungssituation für oder gegen körperliche Aktivität. Dabei beschreibt er die Entscheidung zwischen einer körperlich aktiven und einer sitzenden Beschäftigung als mehr oder weniger bewusst ablaufende Kosten-Nutzen-Abwägung. Als Kosten könnte man vor allem den Zugang und die Verfügbarkeit verschiedener Alternativen beschreiben. Stellen wir uns vor, Sie kommen gerade von der Arbeit nach Hause, draußen ist schönes Wetter und Sie wägen ab, ob Sie sich jetzt lieber mit einem Buch auf den Balkon setzen oder mit einer Freundin Inlineskaten gehen. Die Buchvariante schneidet in Sachen Zugang und Verfügbarkeit sehr gut ab, denn es gibt praktisch keinerlei Hürden: Das Wetter ist gut, Sie können sich ohne Vorbereitung oder Ortswechsel einfach auf den Balkon setzen und lesen. Das Buch selbst ist schnell geschnappt und die Aktivität hängt auch von keiner anderen Person ab. Anders könnte das mit dem Skaten aussehen. Vermutlich haben Sie zwar Skates und Ihre Freundin hat auch Zeit, aber in Ihrer Nähe gibt es gar keine geeignete Strecke, auf der Sie richtig fahren können. Es wäre also mit gewissem Aufwand verbunden (Sie müssten irgendwohin fahren), diese Aktivität auszuführen. Der Kostenaspekt spricht klar für Balkon und Buch. Hinzu kommen jetzt aber noch Abwägungen, die den Nutzen einer Aktivität betreffen. Diesen sieht Epstein vor allem im Verstärkungswert, also in der Stärke der Motivation für bestimmte Aktivitäten. Wenn Ihnen Skaten beispielsweise einfach total viel Spaß macht, würden Sie vermutlich den damit verbundenen Aufwand eher in Kauf nehmen. Oder Sie haben das starke Ziel, abzunehmen, dann würden Sie sich vermutlich auch eher für eine körperliche Aktivität wie das Inlineskating entscheiden.

Für Epstein spielen dann auch noch der individuelle Faktor Impulsivität und die Frage, wie empfänglich man für Belohnungen ist, eine Rolle. Das kennen Sie sicherlich aus Ihrem Bekanntenkreis: Manche Menschen sind wesentlich besser darin, langfristig gesteckte Ziele zu verfolgen, beispielsweise eine

Diät durchzuhalten. Impulsive Menschen hätten eher Schwierigkeiten, eine kurzfristige Belohnung wie ein Stück Torte zugunsten des langfristigen Abnehmerfolgs links liegen zu lassen. Das Zusammenspiel dieser Faktoren bestimmt in der Theorie der Verhaltensökonomie, für welche Beschäftigung man sich entscheidet, wenn man denn die Wahl hat.

Das Problem in unserer Gesellschaft ist daher vor allem auch die sehr leichte Zugänglichkeit zu sitzenden Beschäftigungen und die großen Hürden für aktive Alternativen. Ich selbst würde beispielsweise gerne viel öfter eine Runde joggen oder zum Sport gehen, wenn da nicht die kalten Jahreszeiten oder Regen wären, wenn das Fitnessstudio nicht so weit weg und der Park um die Ecke größer als ein Basketballfeld wäre.

Überlegen Sie vielleicht einmal kurz, wie viele Möglichkeiten Sie in Ihrer Wohnung haben, etwas im Sitzen zu tun. Nun stellen Sie die gleiche Überlegung einmal für körperlich aktive Beschäftigungen an. Vermutlich fällt Ihnen das Folgende auf: Während Sie sehr viele Dinge in Ihrer Wohnung im Sitzen machen können (fernsehen, essen, im Internet surfen, Spiele spielen, mit Freunden zusammensitzen, lesen und so weiter), müssen Sie auf der Suche nach aktiven Beschäftigungen schon ziemlich lange überlegen, oder? Vielleicht haben Sie einen Heimtrainer neben dem Schrank stehen und Aufgaben im Haushalt zählen auch als aktive Beschäftigungen, aber so richtig viel Spaß macht davon eigentlich nichts. Könnten wir all den schönen Beschäftigungen statt im Sitzen auch irgendwie körperlich aktiv nachgehen und ohne dass man vorher den Ort und die Kleidung wechseln muss, danach verschwitzt ist oder zusätzliche Kosten anfallen, würden wir vermutlich viel häufiger überlegen, ohne Sitzgelegenheit den Abend zu verbringen. Doch die Planeten moderner Gesellschaften scheinen sich fast ausschließlich um Sitzgelegenheit zu drehen und bieten wenige Möglichkeiten, körperlich aktiv zu sein. Das gleiche Prinzip gilt schließlich auch für viele Arbeitsstätten.

Kannst du dich nicht mal hinsetzen? Du machst mich ja ganz nervös

Kommen wir nun noch zum letzten Punkt, der aus meiner Sicht entscheidend für unsere starken Sitzgewohnheiten ist, und zwar unsere Sozialisation. Spätestens wenn wir in die Schule kommen, lernen wir still zu sitzen, um dem Unterricht zu folgen. Tun wir das nicht, sondern stehen auf oder hampeln herum, folgt nach ein, zwei Ermahnungen ein Eintrag ins Klassenbuch. Die Bewegung wird in die Pausen und den Sportunterricht verbannt. Wenn man nicht gerade ein Sport-Ass ist, verliert man an Letzterem schnell die Freude, denn im Sportunterricht zählt vor allem eines: Leistung. Die reine Freude an Bewegung, die häufig bei ganz individuell verschiedenen Aktivitäten zu finden ist, spielt meist eine untergeordnete Rolle – außer natürlich, man bringt sie ohnehin mit. Was wir während der Schulzeit lernen, ist, dass ruhiges Sitzen und konzentriertes Zuhören ein Zeichen von Respekt und Anstand sind.

Doch auch im Erwachsenenleben gibt es Situationen, in denen man ums Sitzen nicht herumkommt. Ein gutes, intensives Gespräch wird für gewöhnlich im Sitzen geführt. Würde ich aufstehen, während mir meine Freundin von ihren Problemen berichtet, um ein wenig durch den Raum zu gehen, würde das vermutlich ziemlich unhöflich wirken und ihre Probleme würde sie demnächst sicherlich jemand anderem anvertrauen.

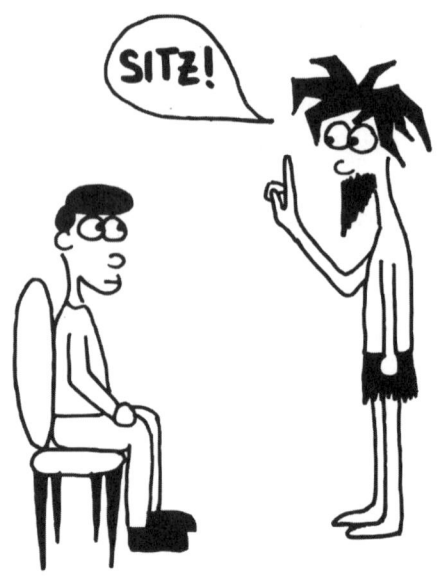

Eine unruhige Sitzposition und ein wippendes Knie im Büro gelten schnell als nervös und angespannt oder unaufmerksam. Und auch im Theater würde wohl keiner auf die Idee kommen, zwischendurch kurz aufzustehen. Neben den bösen Blicken und Kopfschütteln würde man sicherlich auch den ein oder anderen grimmigen Kommentar zu hören bekommen. Doch nicht nur, dass Nichtsitzen in diversen Situationen von anderen als negativ wahrgenommen wird, auch für uns selbst spielt die soziale Programmierung eine wichtige Rolle. Vor einigen Jahren war ich bei einer Tagung der Sportwissenschaften, deren Hauptvorträge in einer Sporthalle stattfanden. Theoretisch also ein sehr bewegungsassoziierter Ort gefüllt mit zahlreichen bewegungsbegeisterten Sportwissenschaftlern. Die Veranstalter hatten die Halle mit einer großen

Leinwand, einem Podest und jeder Menge Stühle gefüllt. Und schwupps wurde aus dem Ort der Bewegung auch in meinem Kopf ganz selbstverständlich ein Ort des Sitzens. Jede Sitzgelegenheit ist für uns wie ein Hinweisreiz, der eine direkte Aufforderung beinhaltet, sich niederzulassen. Wir sind darauf konditioniert, mit Stühlen gefüllte Räume als Orte des Sitzens zu verstehen oder bestimmte Tätigkeiten ohne Überlegung im Sitzen zu machen. Würde auf einem riesigen Feld unter freiem Himmel ein Stuhl stehen, er würde Menschen anziehen wie warmes Licht die Motten.

Viele Tätigkeiten sind in unseren Köpfen so stark mit Sitzen verbunden, dass wir gar nicht auf die Idee kommen würden, diese anders anzugehen. Während im viktorianischen England zum Beispiel noch fleißig mit dem Buch durch die englische Landschaft gelustwandelt wurde, käme heutzutage niemand mehr auf diese Idee. Sitzen hat sehr viel mit Gewohnheit zu tun und die zentrale Frage, die wir uns als Gesellschaft dringend stellen müssen ist, wie wir es schaffen, diese Gewohnheit zu durchbrechen und mehr Aktivität genauso natürlich wie das Sitzen in unseren Alltag, in unsere soziale Gemeinschaft zu integrieren.

Welche entscheidende Rolle beispielsweise die Unternehmenskultur für das Bewegungsverhalten von Büromitarbeitern spielt, beschreibt Levine, der Gesundheitsexperte von der Mayo Clinic, den wir bereits kennengelernt haben, in seinem Buch *Get up!* sehr anschaulich. Er berichtet von seinen Erfahrungen in verschiedenen Unternehmen, die Kontakt zu ihm aufgenommen hatten, um mehr Bewegung am Arbeitsplatz unterzubringen. In einem der Unternehmen gab es auf jeder Etage kleine Fitnessstudios, in denen die Mitarbeiter während des Arbeitstages aktiv sein konnten. Die Unternehmensführung war jedoch ein wenig ratlos, warum diese von niemandem genutzt wurden und zogen deshalb Levine zu Rate.

Nachdem er nur ein paar kurze Gespräche mit den Mitarbeitern geführt hatte, kannte er die Antwort. Die Fitnessgeräte wurden von niemandem benutzt, weil in den Köpfen der Arbeitnehmer die Überzeugung vorherrschte, dass, wenn sie während der Arbeit trainieren würden, es so aussähe, als wollten sie nicht arbeiten oder würden ihre Arbeit nicht ernst nehmen. Unter diesen Voraussetzungen hilft natürlich das am bewegungsfreundlichsten ausgestattete Unternehmen nichts, wenn die Mitarbeiter Angst davor haben, die Geräte auch zu benutzen.

Ganz anders erging es Levine bei einem mittelständischen Unternehmen in Minneapolis. Die Firmenchefs baten ihn, das Unternehmensgebäude so bewegungsfreundlich wie möglich zu gestalten, den Mitarbeitern das nötige Know-how zu vermitteln und ganz entscheidend: Die Unternehmensführung war selbst höchst ambitioniert, ihr eigenes Bewegungsverhalten zu verändern.

Die Umstrukturierung des Unternehmens umfasste verschiedenste Bereiche. Wesentlich war, neben dem Einbezug der Führungsetage und der Veränderung der Unternehmenskultur, die Ausstattung mit Laufband-Tischen, extra angelegte Gehwege auf den Fluren für Gespräche, Aktivitätsmesser und ein individueller Gesundheitsplan für jeden Mitarbeiter, die Steigerung der Gruppendynamik unter den Mitarbeitern sowie die lange Dauer dieser Pilotphase – nämlich zwei Jahre.

Während dieser ganzen Zeit und in jeder einzelnen Phase

führten Levine und sein Team Datenerhebungen durch, beobachteten die Veränderung und versuchten diese zahlenmäßig zu erfassen.

Aber hat sich dieser ganze Aufwand denn auch gelohnt? Absolut. Die Mitarbeiter verloren nicht nur kontinuierlich überflüssiges Körpergewicht und Fett, auch ihr Blutzuckerspiegel reduzierte sich, ihre Cholesterinwerte wurden besser und ganz nebenbei stieg auch der Anteil an Muskelmasse. Die positiven Gesundheitseffekte waren nicht von der Hand zu weisen und auch das Wohlbefinden der Mitarbeiter schien von der neuen Unternehmenskultur zu profitieren: Viele waren fröhlicher und selbstbewusster. Die wohl überraschendste Beobachtung war, dass die Produktivität des Unternehmens um 15 Prozent stieg, und dieses damit die höchsten Profite seit Unternehmensgründung verzeichnen konnte. Warum sitzen wir noch mal den ganzen Tag in Stühlen und starren bewegungslos auf unsere Bildschirme?

Wie uns langes Sitzen krank macht

Wir wissen nun bereits, wie es zu unserem sitzenden Lebensstil kam und auch, dass wir verdammt viel Zeit auf unseren vier Buchstaben verbringen. Aber ist das denn wirklich so schlimm? Welche Folgen hat das für unsere Gesundheit?

Körperliche Aktivität ist ein zentraler Baustein für ein gesundes Leben und die richtige Funktionsweise unseres Körpers. Daher beschäftigt sich die Forschung schon seit langer Zeit mit den positiven gesundheitlichen Auswirkungen von regelmäßiger Bewegung und den negativen Konsequenzen, wenn wir uns zu wenig bewegen. Auch in den Köpfen der breiten Öffentlichkeit ist klar: Bewegung ist ziemlich wichtig. Doch in den letzten 20 bis 25 Jahren gab es eine entscheidende Entwicklung in der Wissenschaft. Allmählich fing man an, nicht mehr nur das eine Ende des Bewegungskontinuums, den anstrengenden Sport, zu untersuchen, sondern insbesondere auch das Sitzen und dessen Zusammenhang mit unserer Gesundheit in den Fokus zu rücken.

In einem kurzen Report aus dem Jahr 2014 fasst Levine die aktuellen Forschungsergebnisse dahingehend zusammen, dass Sitzen nicht nur, wie bereits erwähnt, das neue Rauchen zu sein scheint, sondern die gesundheitliche Relevanz wahrscheinlich sogar noch größer ist. Nicht nur, dass, im Gegensatz zum Rauchen, sehr viele von uns betroffen sind, langes Sitzen beeinträchtigt auch fast unseren ganzen Körper. Die gesundheitlichen Schäden reichen von Übergewicht und

Stoffwechselerkrankungen, über Erkrankungen des Herz-Kreislauf-Systems bis hin zu psychischen Erkrankungen und sogar einem erhöhten Risiko für bestimmte Krebsarten.

In einer im Jahr 2013 veröffentlichten Metaanalyse wurde der Zusammenhang zwischen der täglichen Sitzdauer und der Gesamtsterberate bei insgesamt 595 086 Erwachsenen berechnet. Über einen Zeitraum von drei bis acht Jahren starben insgesamt 29 162 der Studienteilnehmer. Es zeigte sich, dass Erwachsene, die zehn Stunden pro Tag im Sitzen verbrachten, eine um 34 Prozent höhere Sterberate aufwiesen als Personen, die nur eine Stunde pro Tag saßen. Das Besondere hierbei: Dieser Zusammenhang war ganz unabhängig davon, wie viel Sport die Teilnehmer trieben. Jede Stunde, die von Teilnehmern täglich im Sitzen verbracht wurde, erhöhte ihr Sterberisiko um 2 Prozent, ab mehr als sieben Stunden erhöhte sich das Sterberisiko pro Stunde sogar um 5 Prozent. Die Dauersitzer konnten also klar als Risikogruppe identifiziert werden. Ähnliche Ergebnisse lieferte auch eine Studie von dänischen Forschern aus dem Jahr 2011. Sie fanden, dass ein täglicher Fernsehkonsum von mehr als zwei Stunden mit einem um 13 Prozent höheren Sterberisiko verbunden war. Auch beim Sitzen macht die Dosis das Gift und eine Überdosis kann uns tatsächlich umbringen.

Sitzen ist ein mehr als ernst zu nehmender gesundheitlicher Risikofaktor. Jede Stunde, die wir vor dem Fernseher verbringen, kostet uns statistisch gesehen 22 Minuten unserer Lebenszeit. Ist es das wirklich wert?

Wen das immer noch nicht überzeugt: Australische Wissenschaftler haben Ende 2015 eine Studie mit über 230 000 Studienteilnehmern zu verschiedenen schlechten Lebens-

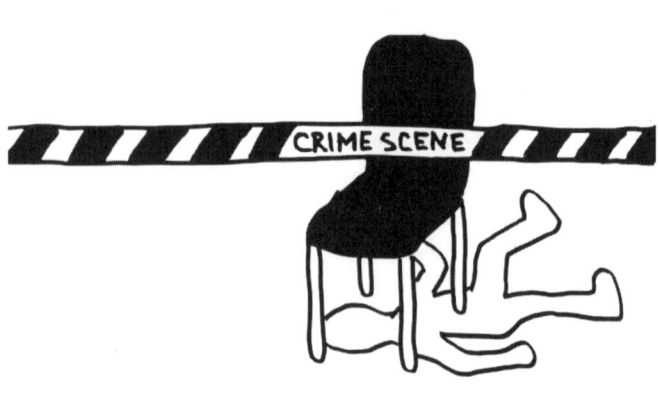

gewohnheiten und deren Zusammenhang mit dem Sterberisiko veröffentlicht. Neben den üblichen Verdächtigen wie Tabak- und Alkoholkonsum, schlechter Ernährung und zu wenig Bewegung wurden auch langes Sitzen und zu wenig oder zu viel Schlaf als gesundheitliche Risikofaktoren erfasst. Langes Sitzen war in dieser Studie der häufigste Risikofaktor und mit einem um 33 Prozent erhöhten Sterberisiko verknüpft, unabhängig von allen anderen Faktoren. Auf Platz zwei landete zu wenig Bewegung mit einem um 72 Prozent erhöhten Sterberisiko. Trauriger Sieger war das Rauchen mit einer fast 100-prozentigen Steigerung, also einer Verdoppelung des Sterberisikos für Raucher im Vergleich zu Nichtrauchern. Die Kombination aus zu wenig Bewegung und zu viel Sitzen hatte genauso schlimme Auswirkungen auf das Sterberisiko wie bei Rauchern, die dazu auch noch viel Alkohol trinken.

Herz-Kreislauf-Erkrankungen

Eine der ersten Studien, die sich mit den möglichen gesundheitsschädlichen Seiten langen Sitzens beschäftigte, stammt aus den 1950er-Jahren von einer britischen Forschergruppe um Jeremy Morris. Die Forscher untersuchten das Auftreten der koronaren Herzkrankheit in sitzenden beziehungsweise körperlich aktiveren Berufsgruppen. Bei der koronaren Herzkrankheit handelt es sich um eine Erkrankung der Herzkranzgefäße, also der Blutgefäße, die das Herz versorgen. Am häufigsten kommt es hierbei zu einer Verkalkung der Gefäße, der sogenannten Arteriosklerose. Man kann sich das wie das Abflussrohr im Waschbecken vorstellen. Wenn man das Rohr nicht ab und zu ordentlich reinigt, sammeln sich immer mehr Rückstände an den Wänden, das Wasser läuft schlecht ab und irgendwann steht das Wasser nur noch im Becken. Das Rohr ist verstopft.

So ist das auch in unseren Blutgefäßen. Bleiben immer mehr Ablagerungen an den Gefäßwänden hängen, führt das zu einer zunehmenden Verengung und Steifheit der Gefäße. Im Falle der koronaren Herzkrankheit betrifft das die Herzkranzgefäße. Schlimmstenfalls droht der komplette Gefäßverschluss, sprich ein Herzinfarkt. Die Forscher um Jeremy Morris vermuteten nicht nur, dass bei Männern mit einem aktiveren Beruf die koronare Herzkrankheit seltener auftritt, sondern auch, dass bei ihnen die Erkrankung, falls sie auftritt, weniger schlimm verläuft. Zur Überprüfung ihrer Hypothesen untersuchten sie männliche Mitarbeiter der Londoner Transportgesellschaft – und zwar zum einen Fahrer von Bussen und Straßenbahnen (inaktiver Beruf) und zum ande-

ren Schaffner (aktiver Beruf). Während die Fahrer den Großteil ihrer Arbeitszeit im Sitzen verbringen, sind die Schaffner
vor allem stehend und gehend tätig. Insgesamt sammelten
Morris und seine Kollegen Daten von rund 25 000 männ-
lichen Mitarbeitern im Alter von 35 bis 64 Jahren. Im Beobachtungszeitraum kam es unter den Angestellten zu 111 Neu-
erkrankungen der Herzkranzgefäße. Dabei fielen 71 Prozent
der Erkrankten in die Gruppe der Fahrer und lediglich 29
Prozent in die der Schaffner. Doch nicht nur trat die koronare Herzerkrankung bei den Fahrern häufiger auf, auch der
Schweregrad war, wie von Morris und seinen Kollegen ver-
mutet, deutlich schlimmer.

Doch woher kommt das? Liegt es nur an der Bewegung?
Oder wirklich am Sitzen selbst? Tatsächlich kam man damals
auch auf den Trichter mit dem Sitzen und der Gesundheit,
weil in den 1950er-Jahren Menschen immer häufiger lange
Reisen mit dem Auto oder dem Flugzeug unternahmen. Die
Wunderwerke der Technik breiteten sich wie ein Lauffeu-
er in der Gesellschaft aus. Im Zusammenhang mit langem
und vor allem ununterbrochenem Sitzen, wie eben beispielsweise lange Auto- oder Flugreisen, wurde damals vermehrt
das Auftreten von tiefen Beinvenenthrombosen beschrieben.
Insbesondere im Zusammenhang mit langen Flügen hat sicherlich jeder schon einmal davon gehört. Ärzte raten daher
vorbeugend häufig zu Thrombosestrümpfen. Bei einer tiefen
Beinvenenthrombose wird der Blutstrom in den großen in-
nen liegenden Blutgefäßen im Bein durch ein Blutgerinnsel
teilweise oder ganz behindert. Ein Blutgerinnsel kennt jeder:
Wenn man sich in den Finger schneidet oder durch einen
Sturz das Knie aufgeschlagen ist, blutet die Wunde erst ein-

mal. Nach gewisser Zeit fängt das Blut allerdings an zu gerinnen, sprich zu stocken. Die Blutgerinnung ist eine überlebenswichtige Funktion der Wundheilung.

Manchmal kann es allerdings passieren, dass sich ungewollt Blutgerinnsel auch im Inneren von Blutgefäßen bilden, wenn überhaupt keine Heilungsnotwendigkeit besteht. Tiefe Beinvenenthrombosen können lebensbedrohliche Folgen haben. Das Gerinnsel, auch Thrombus genannt, oder Teile davon können sich lösen und bis in die Blutgefäße der Lunge gelangen. Hier kann es zum hochriskanten Verschluss wichtiger Blutgefäße kommen, das heißt zur Lungenembolie. Manche Menschen haben ein höheres Risiko als andere, dennoch ist langes Sitzen für die Entstehung von Thrombosen in den Beinen besonders förderlich. Es führt zu einem verlangsamten Blutfluss in den Beinen, was Ablagerungen in den Gefäßen, insbesondere den Venen, begünstigt.

Als ich früher mit Freunden im Spaßbad bei uns in der Stadt war, gab es dort auch einen Strömungskanal. An einigen Stellen war die Strömung stärker als an anderen. Als Kinder war das für uns dann immer eine Herausforderung und ein Riesenspaß, der Strömung standzuhalten, indem wir uns am Rand festklammerten. An den gemächlicher fließenden Stellen konnten wir uns hingegen relativ problemlos aufhalten. Genauso sieht das auch in unseren Blutgefäßen aus. Normalerweise herrscht eine gesunde Strömung, die die Teilchen im Blut mit sich zieht und im Körper verteilt. Wenn durch langes Sitzen der Blutstrom in den Beinen allerdings gedrosselt wird, fällt es den Ablagerungen recht leicht, sich an den Rand zu stellen, sich zu gruppieren und ein kleines Pläuschchen zu halten. In Kombination mit an-

deren Risikofaktoren kann es dann zu den tiefen Venen-
thrombosen kommen.

Langes Stillstehen ist übrigens auch nicht unbedingt besser. Wichtig für die Vorbeugung ist vor allem Bewegung und
regelmäßige Unterbrechungen langer Sitzzeiten, um die Venenpumpen in den Beinen und damit den Blutfluss anzuregen. Zudem sollte man ausreichend trinken. Auch Throm-
bosestrümpfe sind eine gute Idee und keineswegs nur Sache
älterer Damen mit Krampfadern.

Beim Herzinfarkt und Schlaganfall passiert im Endeffekt
nichts anderes als bei den tiefen Beinvenenthrombosen. Während sich hierbei Blutgerinnsel oder Thromben in den Venen
der Beine bilden, sind Herzinfarkte und Schlaganfälle auf Blutgerinnsel in Arterien des Herzens zurückzuführen. Wenn ein
Blutgerinnsel ein wichtiges Herzkranzgefäß, das sind die Gefäße, die das Herz selbst mit Blut versorgen, verschließt, kommt
es zu einem Herzinfarkt. Bildet sich ein Blutgerinnsel im Herzen selbst, kann dieses oder auch Teile davon mit dem Blutstrom ins Gehirn wandern, wichtige Gefäße verstopfen und
damit einen Schlaganfall auslösen. Denn der Verschluss von
Gefäßen führt dazu, dass das angrenzende und nachfolgende
Gewebe, zum Beispiel Herzmuskulatur oder Nerven im Gehirn, nicht mehr ausreichend mit Sauerstoff und Nährstof-
fen versorgt werden. Wird im Falle eines Herzinfarkts oder
Schlaganfalls nicht schnell genug reagiert, kann es zu langfristigen Schäden beziehungsweise sogar zum Tod kommen.

Auch wenn es zwischenzeitlich so aussah, ist die Forschung
natürlich nicht in den 1950er-Jahren stehen geblieben. Im Gegenteil, die aktuelle Befundlage zum Zusammenhang zwischen
dem Sitzen und der kardiovaskulären Gesundheit, das heißt

der Gesundheit unseres Herzens und unserer Gefäße, ist mittlerweile um einige Studien reicher. Nach einer aktuellen Meta-analyse amerikanischer Wissenschaftler erhöht sich das Herzinfarkt- und Schlaganfallrisiko pro zwei Stunden zusätzlicher Sitzzeit am Tag um ganze 5 Prozent. Je mehr Zeit wir täglich auf unseren vier Buchstaben verbringen, desto stärker sind wir demnach gefährdet, ernsthafte Herz-Kreislauf-Erkrankungen zu entwickeln. Langes Sitzen vor dem Fernseher, scheint sogar ein noch größeres gesundheitliches Risiko zu bergen. Hier spielen vermutlich auch noch die mit dem Fernsehen in Verbindung stehenden schlechten Ernährungsgewohnheiten eine Rolle. Die Forscher gaben an, dass pro zwei Stunden zusätzlicher Bildschirmzeit ein zusätzliches Risiko für Herz-Kreislauf-Erkrankungen von 17 Prozent verbunden war.

Auf den Punkt gebracht

- Langes Sitzen begünstigt Ablagerungen in unseren Blutgefäßen (Arteriosklerose).
- Diese Ablagerungen können zum Verstopfen der Gefäße führen, was einen Herzinfarkt oder einen Schlaganfall zur Folge haben kann.
- Jede Zeiteinheit von zwei Stunden, die wir jeden Tag im Durchschnitt im Sitzen verbringen, erhöht das Risiko für einen Herzinfarkt oder Schlaganfall um 5 Prozent.
- Jede Zeiteinheit von zwei Stunden, die wir pro Tag vor dem Fernseher verbringen, erhöht das Risiko für Herz-Kreislauf-Erkrankungen sogar um 17 Prozent.
- Lange Sitzperioden sollten daher regelmäßig unterbrochen werden, um die Blutzirkulation anzuregen.

Übergewicht

Eine Studie im renommierten Wissenschaftsjournal *The Lancet* kam zu dem Ergebnis, dass im Jahr 2013 ganze 2,1 Milliarden Menschen weltweit übergewichtig waren. Im Jahr 1980 waren es den Forschern zufolge lediglich 875 Millionen. Allein durch die ansteigende Bevölkerungsentwicklung ist dieser Trend nicht zu erklären. Lebten 1980 noch etwa 4,5 Milliarden Menschen auf der Erde, waren es 2013 ungefähr sieben Milliarden. Die Weltbevölkerung ist also um etwas mehr als 50 Prozent gewachsen, während die Zahl der Übergewichtigen um mehr als 140 Prozent gestiegen ist. Das heißt: Kamen vor etwa 35 Jahren auf einen Übergewichtigen noch vier Normalgewichtige, ist es heutzutage fast so, dass auf einen Übergewichtigen gerade einmal zwei Normalgewichtige kommen.

In Industrieländern ist das Verhältnis sogar noch dramatischer. Beispielsweise sind in Deutschland nach einer aktuellen Studie des Robert Koch-Instituts in Berlin rund zwei Drittel der Männer und über die Hälfte der Frauen übergewichtig, das heißt, sie haben einen Body-Mass-Index (BMI) von 25 oder höher. Fast jeder Vierte zählt hierzulande nach Angaben des Robert Koch-Instituts als stark übergewichtig oder adipös, sprich hat einen BMI von 30 oder höher. Ähnliche Prozentzahlen findet man in vielen europäischen Ländern. Absolute Negativ-Champions sind die USA, wo jeder dritte Erwachsene als adipös gilt. Diese Zahlen sind alarmierend, denn Übergewicht und vor allem Adipositas sind bedeutsame gesundheitliche Risikofaktoren, die Diabetes, Herz-Kreislauf-Erkrankungen, aber auch verschiedene Krebsarten bedingen können.

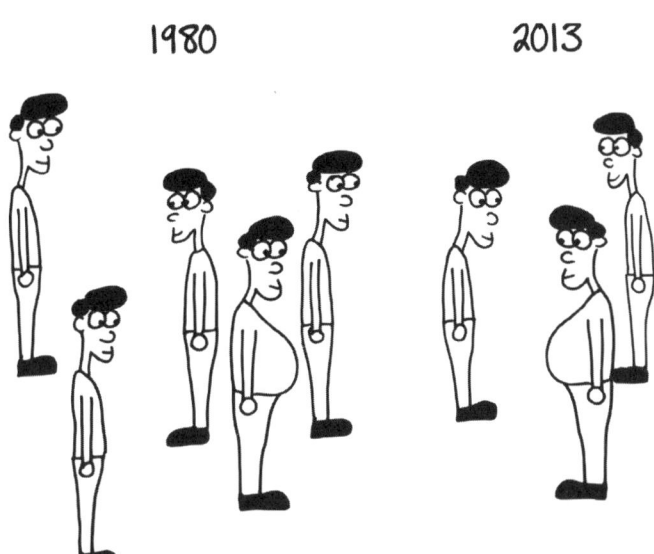

Und wie ist es nun mit dem Sitzen?

Bei Kindern und Jugendlichen konnte in vielen Studien gezeigt werden, dass die Couch-Potatos unter ihnen mit höherer Wahrscheinlichkeit übergewichtig sind beziehungsweise es einmal sein werden. Zwar ist die bisherige Studienlage im Erwachsenenalter noch etwas gemischt, dennoch gibt es auch hier eine ganze Reihe von Untersuchungen, die ein erhöhtes Risiko für Übergewicht bei Erwachsenen gefunden haben, die mit Vorliebe sitzend durchs Leben »gehen«.

Beispielsweise konnte in einer repräsentativen finnischen Studie aus dem Jahr 2013 jede zusätzliche Stunde vor dem Fernseher mit einem um etwa zwei Zentimeter größeren Bauchumfang bei Frauen und Männern mittleren Alters in Zusammenhang gebracht werden. Das hört sich erst einmal

Alles rund um den Body-Mass-Index (BMI)

Die Berechnung des BMI ist ziemlich simpel. Man braucht lediglich das Körpergewicht sowie die Körpergröße. Das sind auch die entscheidenden Vorteile des BMI und Gründe, warum er in der Praxis so häufig Anwendung findet.

$$BMI = \frac{Gewicht}{(Körpergöße \times Körpergröße)}$$

Das Gewicht wird für die Berechnung in Kilogramm und die Körpergröße in Metern angegeben, also zum Beispiel 1,76 Meter. Der berechnete BMI lässt sich dann anhand von Normentabellen einordnen. Die Bewertung des BMI laut der Weltgesundheitsorganisation sieht wie folgt aus:

Kategorie	BMI (kg/m²)	Körpergewicht
starkes Unter-gewicht	<16,0	Untergewicht
Mäßiges Unter-gewicht	16,0 bis <17,0	Untergewicht
Leichtes Unter-gewicht	17,0 bis <18,5	Untergewicht
Normalgewicht	18,5 bis <25,0	Normalgewicht
Präadipositas	25,0 bis <30,0	Übergewicht
Adipositas Grad I	30,0 bis <35,0	Adipositas
Adipositas Grad II	35,0 bis <40,0	Adipositas
Adipositas Grad III	≥40,0	Adipositas

Bei dieser Klassifikation handelt es sich jedoch nur um ungefähre Richtwerte. Bei Männern liegen die Kategorien aufgrund des höheren Muskelanteils in der Regel etwas höher. Zudem nimmt der Normal-BMI auch mit dem Alter zu. So nützlich der BMI für eine grobe Einschätzung des Gewichtsstatus ist, so hat er doch auch seine Grenzen, da in die Berechnung keinerlei Informationen zur Muskel- und Fettmasse und deren Verteilung einfließen. Ein klassisches Beispiel zur Verdeutlichung dieses Problems sind Bodybuilder oder Gewichtheber. Anhand ihres BMI würden viele von ihnen als übergewichtig, wenn nicht gar adipös eingestuft werden. Dabei besteht ihre Körpermasse zu einem Großteil aus gesunder Muskulatur. Aber auch andersherum gibt es Fälle, insbesondere bei jungen Frauen und Mädchen, die mit ihrem BMI in die Kategorie Normalgewicht, häufig sogar ans untere Ende fallen. Allerdings haben sie einen sehr hohen Körperfettanteil und zumeist auch gerade im Bauchbereich ungesunde Fettansammlungen. Daher kann der BMI immer nur ein grober Richtwert sein.

Um das Gewicht und die Körperzusammensetzung einer Person dahingehend zu bewerten, ob es der Gesundheit schadet oder nicht, sind daher immer auch andere Kriterien notwendig, zum Beispiel die Körperzusammensetzung, die Verteilung der Fettmasse oder bestimmte Maßzahlen des Stoffwechsels.

nach einer ziemlich witzigen Untersuchung an. In Hosengrößen ausgedrückt, entspricht das einer Steigerung von fast einer Bundbreitengröße pro Stunde Fernsehzeit am Tag. Und genau an dieser Stelle ist der Spaß auch schon wieder vorbei – zumindest bei den Damen. An der Hosengröße lassen sich also die Fernseheulen erkennen. Ganz so einfach ist es natürlich nicht, weil im wahren Leben immer viele Faktoren eine Rolle spielen und Studienergebnisse lediglich auf statistischen Mittelwerten beruhen. Dennoch: Der Trend ist klar zu erkennen.

Dabei ist der Zusammenhang zwischen Sitzen und Übergewicht in erster Linie ein indirekter. Vermutlich sind zwei Aspekte besonders relevant. Auf der einen Seite werden während des Sitzens nur wenige Kalorien verbraucht – oder wann sind Sie das letzte Mal beim Fernsehen so richtig ins Schwitzen gekommen? Würden wir einen Teil dieser sitzenden Zeit mit bewegungsreicheren Beschäftigungen füllen, müsste unser Körper mehr Energie aus der Nahrung verbrauchen und weniger davon würde in Form von Fettpolstern auf unseren Hüften landen.

Auf der anderen Seite scheinen Freizeitbeschäftigungen im Sitzen und ganz besonders vor dem Fernseher zu einer ungesünderen Ernährung zu verleiten: Studien zufolge ist vor allem die Zeit vor dem Fernseher mit

- weniger Obst- und Gemüseverzehr,
- einem höheren Verzehr energiereicher Snacks sowie Fast Food,
- einem höheren Konsum energiereicher Getränke, vor allem Softdrinks und
- einer generell höheren Kalorienzufuhr verbunden.

Das kennt vermutlich jeder: Ob im Kino oder auf dem heimischen Sofa, Popcorn, Chips und Co. gehören zu einem gemütlichen Filmabend einfach dazu. Doch genau solche Snacks, die meist viele Kohlenhydrate und Fett enthalten, machen sich früher oder später auf der Waage bemerkbar.

Vor allem abends greifen viele zu kalorienreichen Knabbereien. Dabei brauchen wir gerade zu dieser Tageszeit keine Energiebomben mehr. Die überschüssigen Kalorien wandern geradewegs in unsere Fettdepots an Hüfte, Oberschenkeln und Bauch. Zusätzliche Verlockungen sind übrigens auch Werbepausen und das gleich in doppelter Hinsicht. Denn zum einen wird in diversen Werbespots für reichlich Leckereien geworben, die uns schon beim Zuschauen das Wasser im Mund zusammenlaufen lassen und ein Verlangen nach süßen oder salzigen Snacks bei uns hervorrufen. Zum anderen bieten Werbepausen genug Zeit, um die Chipstüte hervorzukramen oder kurz einen Abstecher zum Kühlschrank zu machen, wo das Eis schon sehnlichst auf uns wartet. Versuchen Sie daher die nächste Werbeunterbrechung lieber mit einer kleinen Bewegungspause zu füllen. Der Gang zum Kühlschrank zählt hierbei allerdings nicht.

Zu den schlechten Angewohnheiten vieler von uns gehört auch, Hauptmahlzeiten vor dem Fernseher, dem Computer oder mit Blick auf das Smartphone zu sich zu nehmen. Damit wird das Essen zur Nebensache. Wir registrieren nicht, wie viel wir essen, ob wir schon satt sind oder das letzte Stück Pizza jetzt wirklich noch sein muss. Dadurch essen wir oftmals mehr als eigentlich nötig.

Auf den Punkt gebracht
- Fast ein Drittel der Weltbevölkerung ist mittlerweile übergewichtig.
- Langes Sitzen erhöht die Wahrscheinlichkeit, übergewichtig zu werden.

- Jede zusätzliche Stunde, die wir täglich vor dem Fernseher verbringen, ist mit einem zwei Zentimeter größeren Bauchumfang verbunden.
- Zwei Hauptgründe: (1) Viel Sitzen heißt wenig Bewegung und damit einen geringeren Energieverbrauch, (2) vor allem Fernsehen verleitet zu einer ungesunden Ernährung und zum Naschen.

Diabetes mellitus Typ 2

Zunächst eine kurze Begriffsklärung: Was ist Diabetes mellitus eigentlich? Umgangssprachlich wird häufig nur von Diabetes oder Zuckerkrankheit gesprochen. Nicht selten ist auch einfach nur zu hören: »Ich hab Zucker.« Diabetes ist eine chronische Stoffwechselerkrankung, bei der die Funktionsweise von Insulin beeinträchtig ist. Insulin wiederum ist das Hormon, welches unseren Blutzuckerspiegel reguliert und dafür sorgt, dass sich dieser nur in einem bestimmten Bereich bewegt. Kohlenhydrate, die wir über unsere Nahrung aufnehmen, werden im Mund, im Magen und im Dünndarm in ihre Grundbausteine – Einfachzucker – zerlegt. Diese Zuckermoleküle gelangen über die Darmwand schließlich ins Blut und verteilen sich im Körper; unser Blutzuckerspiegel steigt.

Insulin ist so etwas wie der Schlüssel, der in bestimmte Türschlösser an den Zellen passt und diese für die Zuckeraufnahme öffnet. Dadurch gelangen Zuckermoleküle beispielsweise in Muskel-, Leber- und Fettzellen und werden dort als Energiedepots gespeichert.

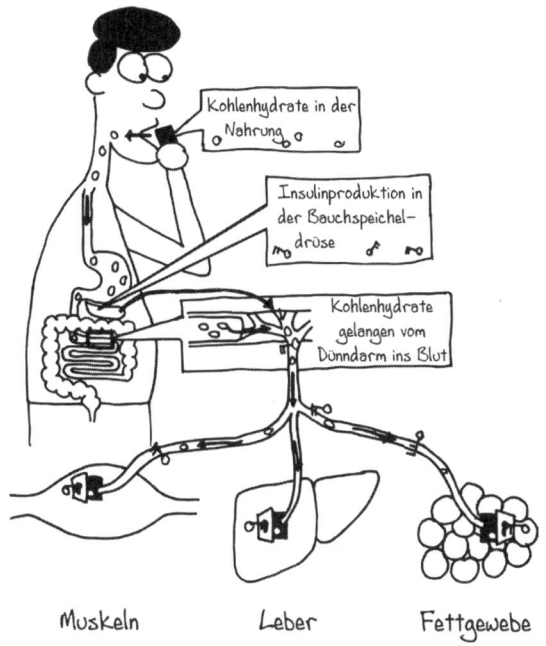

Muskeln   Leber   Fettgewebe

Arbeitet das Insulin jedoch nicht richtig, kommt es zu Störungen des Blutzuckerhaushalts, was zu schwerwiegenden Gesundheitsschäden führen kann.

Es gibt zwei Hauptarten von Diabetes mellitus, die sich vor allem hinsichtlich der Art der Störung der Insulinfunktionsweise unterscheiden: Typ 1 und Typ 2. Diabetes mellitus Typ 1 tritt häufig bereits im Kindes- und Jugendalter auf. Normalerweise wird Insulin in der Bauchspeicheldrüse produziert. Bei Typ-1-Diabetikern liegt allerdings eine Störung in diesem Organ vor, wodurch nicht genügend Insulin hergestellt wird. Das hat zur Folge, dass die Zuckermoleküle im Blut nicht beziehungsweise nur unzureichend in die Körperzellen transportiert werden können. Die Ursachen für den Typ 1 Diabetes sind größtenteils noch unklar und auch eine Heilung bisher nicht gefunden. Die Betroffenen müssen meist ein Leben lang mit zusätzlichem Insulin behandelt werden.

Deutlich häufiger tritt der Diabetes mellitus Typ 2 auf. Das Problem bei diesem Typ ist nicht, dass zu wenig Insulin in der Bauchspeicheldrüse produziert wird, sondern dass das vorhandene Insulin nicht richtig wirkt. Die Folgeerscheinungen decken sich mit denen des Diabetes mellitus Typ 1, sind jedoch weniger stark ausgeprägt. Daher wird Typ-2-Diabetes meist auch erst später entdeckt, wenn bereits ernsthafte Komplikationen auftreten. Doch schon ein geringfügig, aber dauerhaft erhöhter Blutzuckerspiegel kann Blutgefäße und Nerven ernsthaft schädigen. Herzinfarkt, Schlaganfall, Sehstörungen, Störungen der Nierenfunktion sowie neurologische Störungen können die Folge sein.

Nach Angaben des Deutschen Zentrums für Diabetesforschung sind rund 90 Prozent der Diabetespatienten von Typ 2 betroffen. Die Lebenszeitprävalenz für Diabetes mellitus Typ 2, also die Wahrscheinlichkeit im Laufe seines Lebens daran zu erkranken, lag in Deutschland im Jahr 2010 bei 7,2 Prozent. Diese Schätzungen beruhen auf einer bundesweiten repräsentativen Studie zur Gesundheit Erwachsener in Deutschland. Im Vergleich zu einer ähnlich umfassenden Untersuchung aus dem Jahr 1998 zeigte sich eine relative Zunahme der Diabetes-2-Häufigkeit von 38 Prozent. Damals waren 5,2 Prozent der Deutschen im Laufe ihres Lebens betroffen. Weltweiten Schätzungen aus dem Jahr 2014 zufolge lag die Erkrankungsrate für Diabetes mellitus Typ 2 sogar bei 9 Prozent. Fast 1,5 Millionen der weltweiten Todesfälle können jährlich direkt mit Diabetes mellitus Typ 2 in Verbindung gebracht werden. Damit gehört Diabetes zu den bedeutenden Zivilisationskrankheiten unserer Zeit.

Wesentliche Faktoren, die die Entstehung des Typ-2-Diabetes begünstigen sind Übergewicht, Bewegungsmangel und eine ungesunde Ernährungsweise. Doch welche Rolle spielt unser sitzender Lebensstil, wenn es um Diabetes geht? Hier ist die Befundlage relativ klar: Unabhängig davon, wie viel Sport wir treiben, erhöht langes Sitzen das Risiko, an Diabetes mellitus Typ 2 zu erkranken. In einer Metaanalyse berichten dänische Forscher beispielsweise, dass ein täglicher Fernsehkonsum von mehr als zwei Stunden mit einem um 20 Prozent höheren Risiko für Typ-2-Diabetes verbunden ist. Sicherlich spielt hierbei auch das ungesunde Essverhalten, zu dem uns Fernsehen verleitet, ein Rolle, doch auch das Sitzen selbst birgt ein Risiko.

Um zu verstehen, wie langes Sitzen mit dem Risiko, an Diabetes zu erkranken, zusammenhängt, müssen wir zunächst einen genaueren Blick auf die zugrunde liegenden physiologischen Prozesse werfen. Bei gesunden Menschen ist Insulin sehr gut dazu in der Lage, den Blutzuckerspiegel in engen Grenzen konstant zu halten. Steigt der Blutzuckerspiegel nach dem Essen – vor allem von Kohlenhydraten – an, wird vermehrt Insulin ausgeschüttet. Fällt der Blutzuckerspiegel ab, beispielsweise zwischen den Mahlzeiten oder während man Sport treibt, wird die Insulinausschüttung gedrosselt und durch andere Hormone Zucker aus den Körperzellen zurück ins Blut befördert. Das alles passiert automatisch und regelt sich bei gesunden Menschen hervorragend selbst.

Wenn wir jedoch Mahlzeiten mit sehr vielen Kalorien und

einer großen Menge verarbeiteter einfacher Kohlenhydrate zu uns nehmen, lässt das unseren Blutzuckerspiegel geradezu in die Höhe schnellen. Diese einfachen Kohlenhydrate gelangen sehr schnell in unseren Blutkreislauf, weil sie im Gegensatz zu komplexen Kohlenhydraten in Magen und Darm kaum aufgespalten werden müssen. Durch diesen explosionsartigen Anstieg an Zucker im Blut schnellt auch unser Insulinspiegel in die Höhe.

Wenn wir nun unseren Körper regelmäßig, gar mehrmals täglich, einer solchen Stresssituation aussetzen, insbesondere durch eine schlechte Ernährung, erhöht sich das Risiko für die Entstehung von Diabetes mellitus Typ 2 erheblich. Denn dadurch wird immer wieder massenhaft Insulin ausgeschüttet, auf welches der Körper irgendwann nicht mehr ausreichend reagiert. Man kann sich das vorstellen wie bei Alkoholikern. Während anfangs noch geringe Mengen ausreichen, um eine Wirkung zu erzielen, sind bei regelmäßigem Konsum immer größere Mengen notwendig, um die gleiche Wirkung herbeizuführen. Die Folge einer Toleranzentwicklung gegenüber Insulin: Diabetes mellitus Typ 2.

Die Insulinsensitivität sowie unser Blutzuckerspiegel nach dem Essen werden jedoch nicht nur durch unsere Ernährung beeinflusst, sondern auch durch unser Bewegungsverhalten. Und genau hier liegt auch der Knackpunkt, warum langes Sitzen ein Risiko für die Entstehung von Diabetes ist. Der Zucker im Blut, den wir über die Nahrung aufnehmen, wird unter anderem in die Muskeln befördert. Hier kann er jedoch nicht verbraucht werden, wenn wir die ganze Zeit nur sitzen. Es ist vergleichbar mit einem Supermarktregal. Wenn sich im Supermarkt ein bestimmtes Produkt schlecht verkauft und die Bestände einfach nicht zur Neige gehen, dann kann der Vertriebshändler vorbeikommen so oft er möchte und tolle Werbung machen, der Supermarkt wird nicht noch mehr von diesem Produkt kaufen. Genau so ist das auch in unseren Muskelzellen. Bei Menschen mit einem sitzenden Lebensstil ist es wirklich schwierig, Energie in Form von Zucker auf den Markt zu bringen. Treiben wir hingegen Sport beziehungsweise bewegen uns auch nur leicht, reduziert das den Blutzuckerspiegel deutlich. Plötzlich will jede Muskelzelle mehr Energie haben und der Vertriebshändler, unser Blut, kommt mit der Versorgung kaum hinterher.

In einer experimentellen Studie aus dem Jahr 2011 haben amerikanische Wissenschaftler den Einfluss von einem sitzenden im Vergleich zu einem bewegungsreichen Tag auf die Insulinsensitivität untersucht. Die Studienteilnehmer verbrachten hierfür jeweils drei verschiedene Tage im Abstand von mindestens einer Woche im Labor. Hier konnte das Bewegungs- und Ernährungsverhalten durch die Wissenschaftler ganz genau kontrolliert und dokumentiert werden. Die drei Tage sahen folgendermaßen aus:

1. Die Probanden sollten nur sitzenden Beschäftigungen nachgehen und erhielten standardisierte Mahlzeiten, die genau ihren Energiebedarf deckten.

2. Die Studienteilnehmer sollten ihre Zeit ebenfalls nur mit sitzenden Beschäftigungen verbringen, erhielten aber Mahlzeiten, die deutlich mehr Energie beinhalteten, als sie tatsächlich verbrauchten.

3. Die Studienteilnehmer erhielten dieselben Mahlzeiten wie in der zweiten Bedingungen, also deutlich mehr als ihr Kör-

per eigentlich bräuchte. Allerdings mit dem Unterschied, dass sie kaum Zeit im Sitzen oder Liegen verbringen durften und zusätzlich moderat aktiv sein sollten. Das heißt, der Überschuss an zugeführter Energie wurde durch die körperliche Aktivität wieder verbraucht.

Die Reihenfolge dieser Tage wurde für jeden Probanden zufällig bestimmt, was die Aussagekraft der Ergebnisse erhöhte. Die Studienteilnehmer verbrachten jeweils einen ganzen Tag und die darauffolgende Nacht im Labor. Am nächsten Morgen wurde dann ihre Insulinsensitivität gemessen.

	Tag 1	Tag 2	Tag 3
Sitzen	16,8 Stunden	16,9 Stunden	5,8 Stunden
Stehen	0,3 Stunden	0,2 Stunden	9,8 Stunden
Schritte	251 Schritte	264 Schritte	9914 Schritte
Energiezufuhr	2109 kcal	3133 kcal	3106 kcal
Energieverbrauch	2139 kcal	2195 kcal	2944 kcal
Insulinsensitivität	Mittel	Niedrig	Hoch

Die Insulinsensitivität war an dem Tag, an dem die Studienteilnehmer nur saßen und dazu auch noch viel zu viel Energie zu sich nahmen, um 39 Prozent geringer als am aktiven Tag. Doch auch unter der sitzenden Bedingung, in der die Energiezufuhr dem Verbrauch entsprach, war die Insulinsensitivität um 18 Prozent geringer als in der aktiven Bedingung. Die Studie macht also deutlich, wie wichtig sowohl die Ernährung als auch unser Bewegungsverhalten für die Insulinsensitivität unseres Körpers und damit auch unser Risiko für Diabetes sind. Denn je besser das Insulin funktioniert, desto geringer ist im Schnitt auch unser Blutzuckerspiegel. Bewegung ist für die Regulation unseres Blutzuckerspiegels und der Funktion unseres Insulins entscheidend. Unter der aktiven Bedingung war die Insulinarbeit am besten.

Wenn wir es, aus welchen Gründen auch immer, nicht schaffen, unseren Alltag aktiv zu gestalten, sollten wir wenigstens versuchen, unsere Ernährung möglichst gesund zu gestalten, das heißt auch, dass wir nicht mehr Energie zu uns nehmen, als unser Körper tatsächlich verbraucht.

Erinnern wir uns noch einmal an Ottfried und Co. Während unsere frühen Vorfahren die Energie, die sie über die Nahrung aufnahmen, auch direkt wieder durch ihren aktiven Alltag verbrauchten, leben wir heutzutage im Überfluss. Denn viele Menschen moderner Gesellschaften verbringen tatsächlich nicht nur viel zu viel Zeit im Sitzen, sondern verzehren dazu auch noch jede Menge Kalorien, die sie an ihrem Schreibtisch oder auf der Couch nie im Leben verbrennen können. Dies hat immer häufiger Diabetes und Übergewicht zur Folge, denn Zucker, der vom Körper nicht direkt gebraucht wird, wird zu einem Großteil in Fett umgewandelt und gespeichert. Bewegung kann nach dem Essen helfen, den Anstieg des Zucker- und Insulinspiegels im Blut abzumildern. Dabei scheint es noch nicht einmal eine Rolle zu spielen, ob es sich dabei um leichte oder moderate Aktivität handelt. Die bloße Aktivierung unserer Muskeln hilft, den Blutzuckerspiegel zu normalisieren.

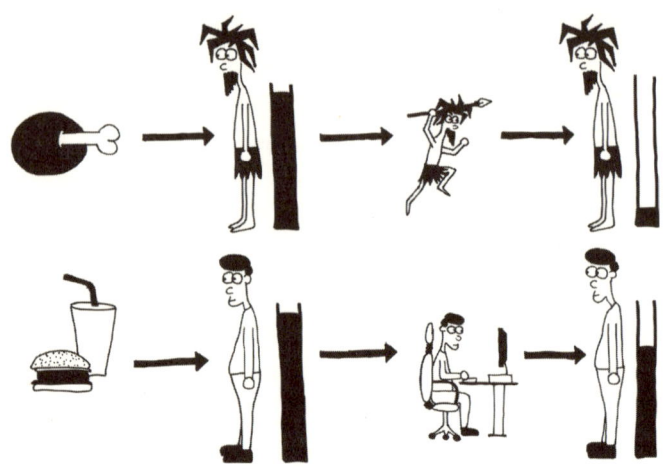

Doch nicht nur die Gesamtzeit, die wir im Sitzen verbringen, scheint für die Entwicklung von Diabetes relevant zu
sein, sondern auch, wie häufig wir Unterbrechungen einbau-
en. In verschiedenen Studien konnte gezeigt werden, dass sich
selbst kurze Bewegungspausen mit geringer Intensität im Vergleich zu durchgängigem Sitzen vorteilhaft auf den Blutzuckerspiegel sowie die Insulinsensitivität nach einer kohlen-
hydratreichen Mahlzeit auswirken.

Australische Wissenschaftler haben hierzu ein Experiment
durchgeführt. Sie ließen 19 übergewichtige Erwachsene im
Alter von 45 bis 65 Jahren jeweils drei experimentelle An-
ordnungen im Abstand von ein bis zwei Wochen durchlau-
fen. Im Vorfeld nahmen die Probanden ein standardisiertes
Testgetränk zu sich, welches unter anderem 75 Gramm Kohlenhydrate enthielt. Noch bevor die Probanden das Getränk
zu sich nahmen, wurde ihnen Blut abgenommen. Im Stun-

dentakt wurden nach der Einnahme weitere Blutproben entnommen. Das Experiment dauerte insgesamt fünf Stunden. Während dieser Zeit mussten die Studienteilnehmer entweder 1) ununterbrochen sitzen, 2) alle zwanzig Minuten zweiminütige Bewegungspausen mit leichter Intensität einbauen oder 3) alle zwanzig Minuten zweiminütige Bewegungspausen mit moderater bis hoher Intensität durchführen. Die Reihenfolge dieser drei Bedingungen wurde über die Probanden hinweg gemischt, um die Aussagekraft des Experiments zu erhöhen. In den Bedingungen mit den Bewegungspausen zeigte sich eine um 24 bis 30 Prozent geringere Blutzuckerkonzentration sowie eine um 23 Prozent geringere Insulinkonzentration, sprich eine höhere Insulinsensitivität, im Vergleich zur ersten Bedingung, in der die Probanden durchgängig saßen. Dabei spielte es keine Rolle, mit welcher Intensität die Bewegungspausen durchgeführt wurden. Dies könnte vor allem für Büroangestellte von Bedeutung sein, die eben nicht nach jeder Mahlzeit für einen flotten Spaziergang vor die Tür gehen können. Schon der Gang zum Kopierer, zur Kaffeemaschine oder ein Abstecher ins Nachbarbüro könnte sich positiv auf ihren Blutzuckerspiegel auswirken.

Auf den Punkt gebracht

- In Deutschland sind etwa 7,2 Prozent der Bevölkerung irgendwann in ihrem Leben von Diabetes mellitus Typ 2 betroffen.
- Diabetes ist eine Störung des Blutzuckerstoffwechsels, die zu ernsthaften Folgeerkrankungen führen kann.

- Personen, die mehr als zwei Stunden täglich vor dem Fernseher verbringen, haben ein um 20 Prozent höheres Risiko, an Typ-2-Diabetes zu erkranken.
- Ein aktiver Alltag mit regelmäßigen Bewegungspausen (vor allem nach dem Essen) und eine gesunde Ernährung sind besonders wichtig zur Vorbeugung von Diabetes.

Blutfettwerte

Im Zusammenhang mit der Gesundheit unseres Stoffwechsels und Herz-Kreislauf-Systems spielen auch die Blutfettwerte eine wichtige Rolle. Das wohl bekannteste Blutfett ist das Cholesterin, welches sowohl vom Körper selbst gebildet als auch über die Nahrung aufgenommen wird. Für uns Menschen ist es lebensnotwendig. Es findet sich in fast jeder Zellmembran und ist die Grundlage für die Herstellung verschiedener Hormone und von Gallensäure.

Cholesterin hat im Allgemeinen einen ziemlich schlechten Ruf. Ob zu Recht oder nicht, ist derzeit noch umstritten. Sicher ist jedenfalls, dass Cholesterin nicht gleich Cholesterin ist, sondern die Art des Cholesterins über die Auswirkungen auf unseren Körper entscheidet. Unterschieden wird zwischen LDL-Cholesterin (Low Density Lipoprotein, zu Deutsch: Lipoprotein von geringer Dichte) und HDL-Cholesterin (High Density Lipoprotein, zu Deutsch: Lipoprotein von hoher Dichte). LDL und HDL sind Lipoproteine, das heißt Moleküle, die sowohl aus Eiweiß- als auch aus Fettteilchen bestehen. Sie haben stets die Aufgabe, andere Fette im Blut, wie etwa Cholesterine, zu transportieren. Fette haben nämlich die natürliche Eigenschaft, sich nicht im Wasser zu lösen, beides verbindet sich einfach nicht miteinander. Wenn man beispielsweise Öl in ein Gefäß mit Wasser kippt und umrührt, setzt sich das Öl nach kurzer Zeit sichtbar oben auf dem Wasser ab. Genau so ist das auch in unserem Blut, nur dass die Fette hier in wesentlich kleineren Teilchen umherschwimmen. Um nun Fett dennoch mit dem Blut, einer überwiegend aus Wasser bestehenden Flüssigkeit, transportieren zu können, wird Fett an die Lipoproteine gebunden. Diese haben kein Problem, sich im Blut zu bewegen und können die Fettmoleküle ohne Weiteres an ihren Bestimmungsort bringen. Die körperinternen Kleinlaster HDL und LDL unterscheiden sich nun in den von ihnen angefahrenen Bestimmungsorten. LDL bringt Cholesterin von der Leber zu anderen Organen und Körperzellen als Energiequelle oder -speicher. Es wird auch als »schlechtes« Cholesterin bezeichnet. Denn befindet sich zu viel davon in unserem Blut, können sich daraus Ablagerungen an den Gefäßwänden bilden und die Blutgefäße verengen, sprich zur Arteriosklerose führen, die wir bereits kennengelernt haben. Schlaganfall und Herzinfarkt können die Folge sein. Im Gegensatz dazu spricht man beim HDL-Cholesterin auch vom »guten« Cholesterin. Es ist regelrecht der Gegenspieler zum LDL-Cholesterin, da es Cholesterin aus dem Blut aufnimmt und zur Leber bringt. In der Leber wird das Cholesterin schließlich in Gallensaft umgewandelt und kann über den Darm ausgeschieden werden. HDL-Cholesterin befördert nicht nur Cholesterin aus unserem Körper, sondern kann auch solches, welches sich bereits an den Gefäßwänden abgelagert hat, abbauen. Damit kann es die negativen Folgen von zu viel LDL-Cholesterin sogar wieder rückgängig machen. Während es also wichtig ist, seinen LDL-Cholesterin-Wert möglichst gering zu halten, spricht nichts dagegen, das HDL-Cholesterin tatsächlich richtig lieb zu haben.

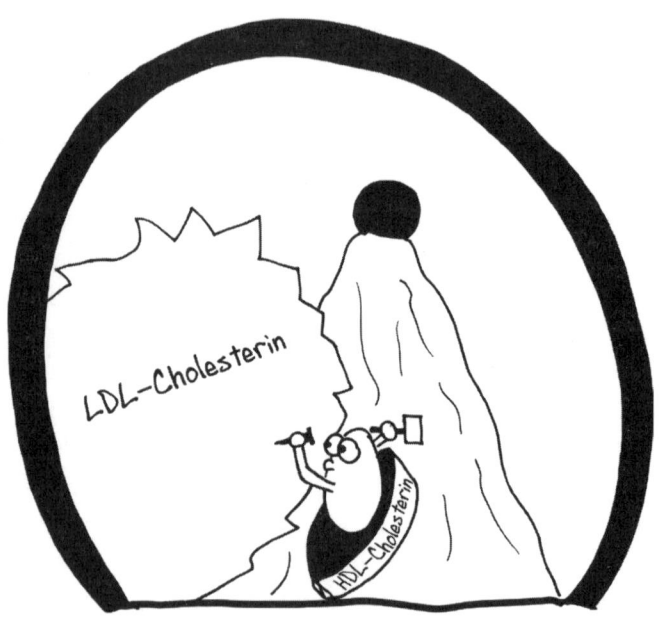

Neben dem äußerst populären Cholesterin sind die wichtigsten Blutfette die Triglyceride. Sie machen den Hauptanteil der Fette in der Nahrung und in unserem Körper aus. Zum einen werden sie, wie auch das Cholesterin, über die Nahrung aufgenommen. Zum anderen wandelt der Körper vor allem in der Leber und im Darm Kohlendhydrate in Triglyceride, also Fette, um. Sie dienen dem Körper insbesondere als Energiequelle. Überschüssige Triglyceride im Blut landen schließlich in unseren Fettdepots, wo sie als Energiereserve gespeichert werden. Auch Triglyceride lagern sich bei zu großen Mengen im Blut an den Gefäßwänden ab und tragen zur Entstehung von Arteriosklerose bei.

Die Ursache für ungünstige Blutfettwerte, das heißt ein hohes Level an LDL-Cholesterin und Triglyceriden sowie ein zu geringes Level an HDL-Cholesterin, liegt vielfach in einem ungesunden Lebensstil mit einer ungesunden Ernährung, insbesondere dem Verzehr vieler tierischer Fette und einer übermäßigen Cholesterinzufuhr, Übergewicht sowie Bewegungsmangel. Dieser beinhaltet vor allem auch langes Sitzen. In einer Studie aus Luxemburg aus dem Jahr 2015 wurden die Daten von 1331 Erwachsenen im Alter von achtzehn bis siebzig Jahren ausgewertet. Je mehr Zeit die Teilnehmer der Studie sitzend vor dem Bildschirm verbrachten, desto höher waren ihre LDL-Cholesterinwerte (»schlechtes« Cholesterin), desto niedriger ihre HDL-Cholesterinwerte (»gutes« Cholesterin) und desto höher waren auch ihre Triglyceridwerte. Insgesamt war viel Bildschirmzeit also mit schlechten Blutfettwerten verbunden.

Doch wie kann langes Sitzen den Fettstoffwechsel negativ beeinflussen? Dafür scheint das Enzym Lipoproteinlipase entscheidend zu sein. Wie bereits angesprochen, können sich Fette nicht im Wasser lösen und haben daher, wenn sie alleine sind, enorme Schwierigkeiten, in unserem Blut mitzuschwimmen. Zu diesem Zweck verbinden sie sich meist mit Lipoproteinen, wie auch beim Cholesterin. Kommen das Cholesterin oder auch andere Blutfette an ihrem Zielort an, kommt die Lipoproteinlipase ins Spiel. Zwar gefällt es den Fettteilchen sehr gut, sich von den Lipoproteinen durch die Gegend kutschieren zu lassen, mit nach Hause nehmen wollen sie sie aber doch nicht. Um die aufdringlichen Verehrer loszuwerden, greift das Enzym Lipoproteinlipase ein und zerrt die Fettteilchen regelrecht aus den Lipoprotein-Autos raus, das heißt, es trennt Lipoproteine von Fettmolekülen. Erst dann kann das Fett in die Körperzellen, beispielsweise in Muskel- oder Fettzellen, gelangen. In verschiedenen Studien konnte gezeigt werden, dass langes, ununterbrochenes Sitzen die Aktivität der Lipoproteinlipase herabsetzt, es schläft praktisch ein.

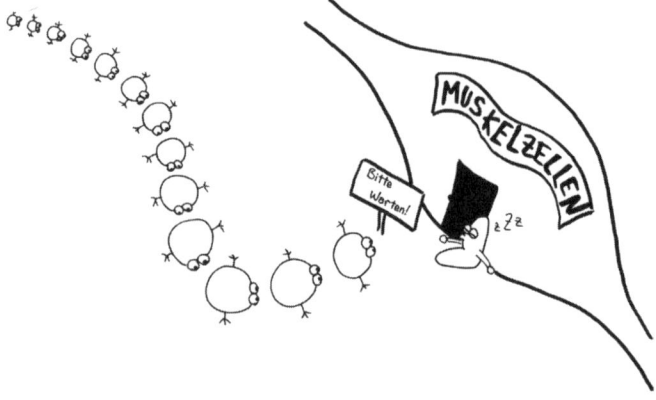

Hierdurch können die Blutfette schlechter von den Körperzellen, vor allem der Muskulatur, aufgenommen werden. Das hat einen Anstieg der Triglyceride und des LDL-Cholesterins im Blut zur Folge, was auf Dauer die bereits beschriebenen Prozesse in Gang setzt: Sie beginnen, sich an den Gefäßwänden abzulagern, diese zu verengen und im schlimmsten Fall zu verstopfen, was dann einen Herzinfarkt oder Schlaganfall zur Folge haben kann.

Puh! Ganz schön kompliziert. Fassen wir es also noch einmal zusammen.

Auf den Punkt gebracht

- Triglyceride und Cholesterin sind die häufigsten Blutfette. Sie erfüllen lebensnotwendige Funktionen in unserem Körper.
- Zu viel vom schlechten LDL-Cholesterin lagert sich an den Gefäßwänden ab, kann diese verstopfen und schließlich zu einem Herzinfarkt oder Schlaganfall führen.
- Das gute HDL-Cholesterin trägt diese Ablagerungen ab und bringt Cholesterin zur Ausscheidung in unsere Leber.
- Überschüssige Triglyceride landen in unseren Fettdepots und können auf dem Weg dorthin ebenfalls zu Gefäßablagerungen führen.
- Viel Bildschirmzeit ist mit schlechteren Blutfettwerten verbunden: zu viel LDL-Cholesterin, zu viel Triglyceride und zu wenig HDL-Cholesterin.
- Für gesunde Blutfette sind eine gesunde Ernährung und ein aktiver Alltag entscheidend.

Muskeln, Sehnen und Knochen

Schmerzen im unteren Rücken sind eines der häufigsten gesundheitlichen Probleme im Erwachsenenalter. Sie sind für die betroffene Person oftmals eine enorme Belastung und gehen aufgrund beruflicher Fehlzeiten, Frühberentungen und Kosten durch ärztliche Behandlungen zulasten der Allgemeinheit.

Weltweit leidet rund ein Drittel der Erwachsenen an Schmerzen im unteren Rückenbereich. Rückenschmerzen haben in den letzten Jahrzehnten deutlich zugenommen. Dem Gesundheitsreport 2016 der Techniker Krankenkasse ist zu entnehmen, dass ganze 10 Prozent der durchschnittlichen 15,4 Fehltage pro Arbeitnehmer im Jahr 2015 auf das Konto von Rückenbeschwerden gehen. Hochgerechnet sind jährlich mehr als sechzig Millionen Fehltage in Deutschland auf Rückenbeschwerden zurückzuführen. Damit belegen Rückenschmerzen Platz drei der Krankschreibungsgründe unter Erwerbstätigen.

Häufigste Ursachen für Rückenbeschwerden sind zu viel Stress, zu langes Sitzen und zu wenig Bewegung. Es gibt eine Reihe von Studien, die auf einen Zusammenhang zwischen Rückenbeschwerden und langem Sitzen hindeuten. Unser gesamter Körper, insbesondere der Rücken, ist für langes und andauerndes Sitzen nicht gemacht. Wenn wir nur leicht vorgebeugt am Schreibtisch sitzen, muss die Muskulatur im Rücken die ganze Zeit Haltearbeit leisten. Nach einer Weile ohne Bewegung und Positionswechsel ermüdet die Muskulatur und kann verspannen. Zudem führt sehr konzentriertes Arbeiten dazu, dass unsere Muskeln regelrecht in einer bestimmten Position verkrampfen, was ebenfalls schnell zu Verspannungen und Schmerzen führen kann.

Auch die Bandscheiben, eine besonders wichtige Struktur, wenn es um unsere Rückengesundheit geht, leiden unter langem Sitzen. Sie befinden sich zwischen unseren Wirbelkörpern und funktionieren wie Stoßdämpfer. Für unsere Bandscheiben sind Positionswechsel und Bewegung sehr wichtig, da sie nur hierdurch mit nahrhafter Flüssigkeit versorgt werden. Dabei kann man sich die Bandscheiben wie einen Schwamm vorstellen. Wird er an einer Stelle zusammengedrückt, entweicht die Flüssigkeit und er bleibt in diesem ausgedrückten Zustand. Wird aber der Druck immer wieder gelöst und die Position verändert, entsteht eine Art Pumpbewegung. Der Schwamm wird regelrecht durchgespült. Und das ist ganz entscheidend für die Gesundheit unserer Bandscheiben. Bei langem Sitzen werden die Bandscheiben allerdings stark und einseitig belastet. Beim vorgebeugten Sitzen fast doppelt so stark wie beim Gehen. Das kann auf Dauer zu ernsthaften Problemen führen.

Doch damit noch nicht genug, wenn wir über Wochen, Monate und Jahre sehr viel am Schreibtisch sitzen, ohne diese Haltung irgendwann auszugleichen, kommt es häufig zu einer Verkürzung bestimmter Muskeln und Sehnen. Beim Sitzen sind das eben zum Beispiel die Sehnen der Bauchmuskulatur, aber besonders auch die Sehnen, die vom Oberschenkel zum oberen Teil des Beckens, dem Beckenkamm, verlaufen. Verkürzte Sehnen führen ebenfalls zu Haltungsschäden. Sind beispielsweise die Sehnen zwischen Oberschenkel und Beckenkamm verkürzt, wird das Becken beim Stehen oder Gehen nach vorn gekippt, was auf Dauer im Hohlkreuz endet. Regelmäßige Positionswechsel, Bewegung und die Reduzierung des Sitzens sind daher wesentlich, um Verspannungen, Schmerzen und Haltungsschäden vorzubeugen.

Ganz am Rande bemerkt: Mittlerweile bringt die Nutzung digitaler Medien, allen voran Smartphone und Computer, sogar ganz neue Gesundheitsschäden mit sich – Handynacken und Mausarm sind die Leiden der digitalen Generation. Der Mausarm ist in Fachkreisen auch als Karpaltunnelsyndrom bekannt. Durch häufiges Arbeiten an Maus und Tastatur wird ein Nerv gereizt, der zwischen Handgelenk und Handwurzel verläuft. Betroffene berichten dann oft von Sensibilitätsstörungen oder sogar einer leichten Lähmung in der Hand. Das kann ganz schön langwierig werden, daher sieht man an vielen Arbeitsplätzen inzwischen Mousepads mit Gelkissen oder extra Gelkissen vor der Tastatur. Die helfen, das Handgelenk zu entlasten und den Mausarm zu verhindern.

Ähnlich verheerende Auswirkungen hat unser ständiger Begleiter – das Smartphone. Wir gehen durch die Straßen, warten an Haltestellen oder sitzen, ganz egal wo, stets den Blick nach unten auf das kleine Display gerichtet. Damit setzen wir unsere Halswirbelsäule einer enormen Belastung aus, was nicht selten Kopfschmerzen, Verspannungen und Rückenschmerzen zur Folge hat und als »Handynacken« bezeichnet wird.

Ob man jetzt wirklich alle E-Mails auf dem Handy lesen und beantworten oder Candy Crush an einem Tag bis Level 100 spielen muss, ist daher auf jeden Fall eine Überlegung wert. Wer es dennoch nicht lassen kann, sollte zumindest das Smartphone immer mal wieder anders halten, am besten direkt vors Gesicht. Wer noch nach einer passenden Marktlücke für sein Start-up sucht, hier ist sie: Smartphone-Halterung zur Vorbeugung des Handynackens.

Fehlende Bewegung macht sich auch in der Stärke unserer Knochen bemerkbar. Diese scheint zunehmend weniger zu werden. Insbesondere im Alter haben viele mit brüchigen Knochen, sprich Osteoporose, zu kämpfen. Dabei können wir durch viel Bewegung schon früh die Grundsteine für eine gute Knochengesundheit im Alter legen. Die Festigkeit und Dichte der Knochen wird nämlich vor allem durch Be-

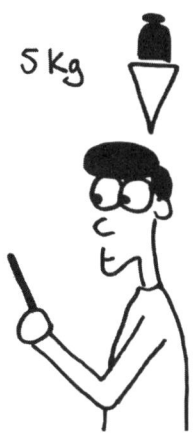
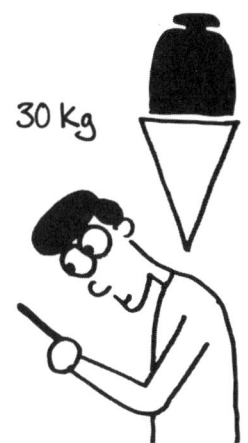

lastung, sprich körperliche Aktivität, am besten in der Kindheit und Jugend geprägt.

Auf den Punkt gebracht

- Rückenschmerzen belegen Platz drei der Krankschreibungsgründe unter Erwerbstätigen.
- Wesentliche Ursachen für Rückenbeschwerden sind zu langes Sitzen und zu wenig Bewegung.
- Langes Sitzen belastet unsere Bandscheiben sehr stark.
- Die häufige Benutzung von Smartphones und Tablets kann zum sogenannten Handynacken führen. Kopfschmerzen und Verspannungen sind die Folge.
- Zu wenig Bewegung resultiert auch in einer geringeren Knochendichte, was gerade im Alter das Risiko für Osteoporose erhöht.

Krebserkrankungen

Doch auch wenn es nicht zwickt und zwackt, die Cholesterinwerte top und die Körperfettwerte großartig sind, ist das kein Grund, sich zurückzulehnen und es sich auf dem Allerwertesten bequem zu machen. Gemäß aktueller Studienlage scheint langes Sitzen unsere Lebenserwartung nämlich drastisch zu verkürzen. Außerdem scheint ein überwiegend sitzender Lebensstil auch mit einem erhöhten Risiko, an Krebs zu erkranken, in Verbindung zu stehen. Neben Brust-, Eierstock- und Gebärmutterkrebs sowie Prostatakrebs, deuten aktuelle Studienergebnisse auch darauf hin, dass die Entstehung von Dickdarmkrebs begünstigt wird.

In einer Metaanalyse aus dem Jahr 2014 berechneten Forscher ein erhöhtes Risiko für Vielsitzer im Vergleich zu Wenigsitzern von 20 Prozent für Brustkrebs, 24 Prozent für Dickdarmkrebs und 32 Prozent für Gebärmutterkrebs. Als Erklärung, warum ein sitzender Lebensstil die Wahrscheinlichkeit für eine ganze Reihe an Krebserkrankungen erhöht, vermuteten die deutschen Wissenschaftler, dass zum einen die höhere Wahrscheinlichkeit für Übergewicht eine Rolle spielt. Dieses begünstigt sowohl die Entartung von Zellen zu bösartigen Tumoren als auch Entzündungsprozesse im Körper. Auch die zuvor bereits angesprochene schlechtere Ernährung von Couch-Potatos trägt sicherlich zu einer erhöhten Krebsrate bei. Dennoch scheint aber auch das Sitzen selbst Entzündungsprozesse und Zellschäden im Körper zu begünstigen.

In einer experimentellen Studie italienischer Forscher durften sich die Studienteilnehmer vierzehn Tage lang so gut wie nicht bewegen. Ihre Kalorienzufuhr wurde in dieser Zeit ebenfalls kontrolliert und so gestaltet, dass sie genau so viel Kalorien zu sich nahmen, wie sie auch verbrauchten, also weder zu viel noch zu wenig. Im Vergleich zu bewegungsreicheren zwei Wochen war die Konzentration des C-reaktiven Proteins erhöht. Dieses Protein ist bei entzündlichen Erkrankungen in unserem Körper besonders aktiv. Doch auch gesunde Menschen haben eine gewisse Konzentration des C-reaktiven Proteins im Blut. Ein erhöhter Wert wurde in diversen Studien mit einer höheren Wahrscheinlichkeit für Herz-Kreislauf-Erkrankungen und Krebs in Verbindung gebracht.

Auf den Punkt gebracht

- Viel Fernsehen erhöht das Risiko für verschiedene Krebsarten.
- Vielsitzer haben im Vergleich zu Wenigsitzern ein erhöhtes Risiko von 20 Prozent für die Erkrankung an Brustkrebs, 24 Prozent für Dickdarmkrebs und 32 Prozent für Gebärmutterkrebs.

Jede Stunde vor dem Fernseher kostet uns 22 Minuten Lebenszeit.

Mehr als zwei Stunden pro Tag vor dem Fernseher ist mit einem um 20 Prozent erhöhtem Risiko für Diabetes Typ 2 verbunden.

Jede zusätzliche zwei Stunden täglich vor dem Fernseher erhöhen das Schlaganfall- und Herzinfarktrisiko um 17 Prozent.

Jede zusätzliche Stunde täglich vor dem Fernseher hängt mit einem zwei Zentimeter größerem Bauchumfang zusammen.

Je mehr Zeit wir täglich vor dem Fernseher verbringen, desto schlechter sind unsere Cholesterinwerte.

Psychische Gesundheit

Inwieweit unser Sitzverhalten auch unsere Psyche beeinflusst, ist bislang noch unklar. Relativ wenige Studien haben sich bisher mit dieser Frage beschäftigt. Zudem gibt es kaum wirklich gute Studien. Zu dem Ergebnis kamen beispielsweise auch Megan Teychenne und ihre Kollegen in gleich zwei zusammenfassenden Arbeiten, in denen sie einmal der Frage nachgingen, ob ein sitzender Lebensstil mit einem höheren Risiko für Depressionen verbunden ist, und das andere Mal fragten, wie es mit Angststörungen aussieht. Insgesamt fanden die Forscher für beide Bereiche der psychischen Gesundheit nur relativ wenige Studien, die qualitativ auch eher durchwachsen waren. Dennoch konnten die Autoren klare Hinweise für einen Zusammenhang zwischen einem sitzenden Lebensstil und Depressionen sowie erste Hinweise für Angststörungen feststellen.

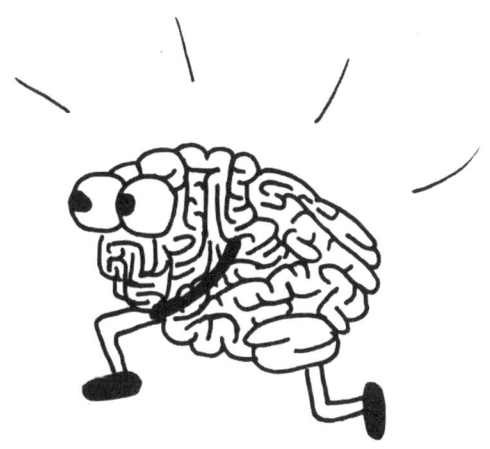

Die positiven Effekte, die körperliche Aktivität auf unsere Psyche hat, sind übrigens sehr gut belegt. Auch die Mechanismen hinter diesem Zusammenhang versteht man mittlerweile relativ gut. So verändert Bewegung beispielsweise die Biochemie unseres Gehirns. Es werden Glückshormone freigesetzt, die die Stimmung heben. Außerdem ist körperliche Aktivität vielfach auch mit positiven Selbstwahrnehmungen verknüpft: Man erlebt sich als aktiv, als jemanden, der etwas bewirken kann, man ist stolz auf sich und kommt mit anderen in Kontakt. All diese positiven Erfahrungen können ausbleiben, wenn man sich nicht bewegt. Das sollte man sich wirklich nicht entgehen lassen.

Auf den Punkt gebracht

- Langes Sitzen scheint das Risiko für Depressionen und Angststörungen zu erhöhen.
- Bisher gibt es jedoch wenig Forschung zum Zusammenhang zwischen Sitzen und der psychischen Gesundheit.

Warum Sport nur die halbe Miete ist

Wenn wir über das Sitzen sprechen, ist das Thema Bewegung natürlich nicht weit. Entweder wir sitzen oder wir bewegen uns. Wie gut Bewegung für unser Wohlbefinden und unsere Gesundheit ist, steht außer Zweifel, aber warum müssen wir dann zusätzlich übers Sitzen sprechen? Das ist in der Tat keine banale Frage, denn selbst die Wissenschaft hat sich lange Zeit nicht besonders viel aus dem Sitzen oder Alltagsbewegungen gemacht. Sport war der Heilige Gral der Bewegungsforschung.

Im alltäglichen Sprachgebrauch verstehen wir unter Sport in der Regel Aktivitäten, die körperlich anstrengend sind, uns ins Schwitzen bringen und unseren Herzschlag beschleunigen. Schon lange werden in der wissenschaftlichen Forschung die positiven Effekte untersucht, die Sport auf unsere Gesundheit hat. Diese gelten heutzutage als sehr gut belegt: Regelmäßige sportliche Betätigung ist gut für unsere physische und auch psychische Gesundheit. Die positiven Effekte reichen von einer Verbesserung des Wohlbefindens über die Vorbeugung von Diabetes und Herz-Kreislauf-Erkrankungen bis hin zu einem geringeren Risiko, an bestimmten Krebsarten zu erkranken und psychische Störungen zu entwickeln.

Das Sitzen dagegen wurde von der Forschung lange Zeit eher stiefmütterlich behandelt. Wenn man sich Untersuchungen zum Sitzen oder zur Inaktivität anschaut, wurde bis vor etwa zwanzig Jahren zwar häufig von den »Inaktiven« gesprochen, wirklich gemessen wurde die abgesessene Zeit allerdings fast nie. Dennoch hieß es in vielen Schlussfolgerungen, dass körperlich Aktive ein geringeres gesundheitliches Risiko bezüglich verschiedenster Indikatoren aufweisen als Personen mit einem sitzenden Lebensstil. In vielen Studien wurden die Teilnehmer schlichtweg danach eingeteilt, ob sie ein gewisses Mindestmaß an sportlicher Aktivität ausübten oder nicht. Alle, die nicht ausreichend sportlich aktiv waren, wurden dann als »inaktiv« oder »pflegt einen sitzenden Lebensstil« klassifiziert. Das ist allerdings nur die halbe Wahrheit. Sehr deutlich wird das an einer Personengruppe, die treffender Weise als aktive Couch-Potatos bezeichnet wird. Das sind nicht die, die beim Fernsehen nervös an ihren Fingernägeln rumknaupeln oder ihre Fußballmannschaft über den virtuellen Platz jagen. Nein, das sind Personen, die zwar ein gewisses Mindestmaß an sportlicher Aktivität erfüllen, aber trotzdem sehr viel Zeit im Sitzen verbringen. Beispielsweise gehen sie dreimal pro Woche für eine Stunde ins Fitnessstudio oder zum Fußballtraining, fahren aber sonst überall mit dem Auto hin, gehen einem Bürojob nach und verbringen den Rest ihrer Freizeit bevorzugt vor dem Fernseher, dem Computer oder in sitzender Gesellschaft. In der Grafik wird der Tagesverlauf einer aktiven Couch-Potato mit einem wirklich körperlich aktiven Alltag verglichen.

Wenn man sich die Abbildung anschaut, wird schnell klar, dass eine einfache Unterteilung in »Mindestmaß sportliche Aktivität Ja vs. Nein« zu kurz gegriffen ist und schnell zu einer Fehleinschätzung führen kann. Damit lässt sich das tatsächliche Bewegungsverhalten vieler Menschen nicht gut abbilden und man vermengt das gesundheitliche Risiko verschiedenster Lebensstile. Das ist, als würde ein Lehrer einen schwierigen Test

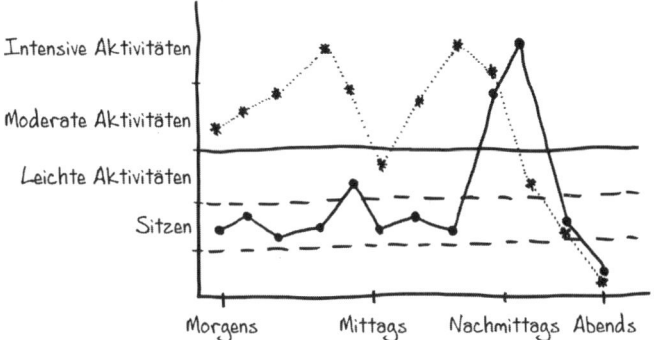

- Aktive Couchpotato
- „Wirklich" aktiver Mensch

Intensive Aktivitäten

Moderate Aktivitäten

Leichte Aktivitäten

Sitzen

Morgens   Mittags   Nachmittags   Abends

schreiben lassen, bei dem nur die Schüler mit einer Eins als bestanden gewertet werden, während alle anderen durchgefallen sind. Denn tatsächlich macht es einen Unterschied, ob ich den ganzen Tag nur auf dem Sofa lümmele oder aber durch den Park spaziere, auch wenn beides nicht anstrengend genug ist, um als sportliche Aktivität eingestuft zu werden.

Bewegung findet auf einem Kontinuum statt

Mittlerweile hat allerdings in der Wissenschaft eine deutliche Erweiterung des Blickwinkels auf körperliche Aktivität stattgefunden. Denn Bewegung findet auf einem Kontinuum statt. Das ist wohl eine der bedeutendsten Botschaften dieses Buches: Bewegung ist nicht gleich Sport.

Um das eigene Leben aktiv zu gestalten, ist es entscheidend, sich nicht nur auf das äußere Ende der Anstrengung zu konzentrieren. Zwischen Stillstand und Sprint gibt es vielfältige Abstufungen und Möglichkeiten: Wir können sitzen, stehen, langsam gehen, schnell gehen, ein bisschen joggen oder Fahrrad fahren, eine Aerobic-Stunde besuchen oder uns bei Spinning und Crossfit richtig auspowern.

In der Wissenschaft gibt man die Anstrengung oder Intensität einer Aktivität häufig in sogenannten metabolischen Äquivalenten (MET, metabolic equivalent of task) an. Dies ist ein Maß dafür, um wie viel der Energieverbrauch während einer bestimmten Aktivität im Vergleich zum Ruhezustand höher ist. Das heißt, je anstrengender eine Aktivität ist, desto mehr Energie wird verbraucht und desto mehr MET werden dieser Aktivität zugeordnet. Der Ruhezustand, sprich wenn wir einfach nur rumliegen und nichts tun, ist definiert als 1 metabolisches Äquivalent oder 1 MET. Wenn wir ganz gemütlich einen Spaziergang machen, entspricht das schon ungefähr 3 MET (je nachdem, wie schnell wir gehen). Der Energieverbrauch unseres Körpers ist also dreimal so hoch, als wenn wir zu Hause auf der Couch liegen würden. Entspanntes Fahrradfahren entspricht ungefähr 4 bis 5 MET und Joggen hebt unseren Energieverbrauch schon auf 7 bis 8 MET, sprich das 7- bis 8-Fache unseres Energieverbrauchs in Ruhe. Zu den hochintensiven Aktivitäten gehören zum Beispiel schnelles Seilspringen mit geschlossenen Beinen, schnelles Schwimmen oder Sprints. Hier können 10 bis 12 MET erreicht werden.

Diese Angaben variieren in Abhängigkeit von Alter, Geschlecht und Fitness, aber es gibt ein weitverbreitetes Nachschlagewerk der Wissenschaftlerin Barbara Ainsworth und ihren Kollegen, in dem diverse Tätigkeiten und Aktivitäten systematisiert und auf Basis zahlreicher empirischer Studien mit Intensitätsangaben in MET dokumentiert sind. Natürlich kann das auch jeder an sich selbst bemerken. Das berühmte Laufen ohne Schnaufen fällt in die Kategorie moderate körperliche Aktivität. Wenn wir uns allerdings nicht mehr entspannt unterhalten können, weil der Atem zu schnell geht und unser Herz nicht nur ein bisschen schneller pumpt, sondern rast, dann sind wir im Bereich der intensiven Aktivitäten. Wenn wir uns bewegen, aber kaum eine Veränderung im Herzschlag und unserer Atmung bemerken, dann befinden wir uns im Bereich der leichten körperlichen Aktivität. Die Atmung und der Herzschlag sind meist gute Richtwerte. Schlafen gehört übrigens nicht zu der »bösen« Sitzzeit, da dem Schlaf eine gesonderte lebenswichtige Funktion für unseren Körper zukommt.

Nachfolgend sind verschiedene Aktivitäten einmal in aufsteigender Intensität entsprechend den Angaben von Barbara Ainsworth aufgelistet:

Aktivität	MET	Intensitätskategorie
Schlafen	0,9	Schlafen
Fernsehen, Lesen	1,0	Sitzendes/ liegendes Verhalten
Autofahren	1,0	Sitzendes/ liegendes Verhalten
Büroarbeit	1,5	Sitzendes/ liegendes Verhalten
Stehen	2,0	Leichte körperliche Aktivität

Aktivität	MET	Intensitätskategorie
Kochen, Essen zubereiten	2,0	Leichte körperliche Aktivität
Leichtes Dehnen, Yoga	2,5	Leichte körperliche Aktivität
Gemütliches Gehen	3	Leichte körperliche Aktivität
Tischtennis	4	Moderate körperliche Aktivität
Fenster putzen	4–5 MET	Moderate körperliche Aktivität
Skateboard fahren	5	Moderate körperliche Aktivität
Wandern	5–6	Moderate körperliche Aktivität
Skifahren (Abfahrt)	6–8	Intensive körperliche Aktivität
Fahrrad fahren mit moderater Geschwindigkeit	8,0	Intensive körperliche Aktivität
Fußball spielen	9	Intensive körperliche Aktivität
Schwimmen	7–10	Intensive körperliche Aktivität
Joggen	8–12	Intensive körperliche Aktivität

Beim Blick auf diese Tabelle wird deutlich, dass intensive Aktivitäten nur die Spitze des Eisbergs sind und für jeden Normalsterblichen nur einen relativ kleinen Teil der täglichen Aktivität ausmachen. Mindestens genauso wichtig, wenn nicht gar wichtiger, ist der ganze Rest des Bewegungskontinuums. Körperliche Aktivitäten mit leichter bis moderater Intensität werden deutlich unterschätzt, dabei bergen sie viel Potenzial. Denn wir sind schließlich keine Profisportler, die ihr ganzes Leben, von der Ernährung bis zum Schlafrhythmus, auf häufige und intensive Trainingseinheiten zugeschnitten haben. Eine halbe bis ganze Stunde Vollgas zu geben, erschöpft uns meist für den Rest des Tages, manchmal sind wir danach eine ganze Woche ziemlich kaputt. Daher ist es besonders wichtig, leichte und moderate Aktivitäten, denen wir unter fast allen Umständen – es sei denn die sozialen Konventionen zwingen uns zu einem Filme-Marathon oder wir liegen tatsächlich mit Fieber im Bett – nachgehen können, in den Alltag zu integrieren. Letztendlich zählt jeder Schritt – egal, ob in der Stadt verbummelt, in den Bergen gewandert oder im Park durch die Baumreihen gejoggt.

Eine halbe Stunde Sport und der Rest des Tages ist egal?

Es gibt weltweit anerkannte Empfehlungen für das Mindestmaß an Bewegung, das nach wissenschaftlichem Erkenntnisstand notwendig ist, um die eigene Gesundheit zu erhalten und zu fördern. Die Weltgesundheitsorganisation empfiehlt demnach Folgendes:

1. Erwachsene sollten pro Woche mindestens 150 Minuten moderater beziehungsweise 75 Minuten intensiver körperlicher Aktivität nachgehen.
2. Die körperliche Aktivität sollte in Einheiten von mindestens zehn Minuten stattfinden. Das heißt, eine bestimmte Aktivität wird erst dann auf das »Aktivitätskonto« angerechnet, wenn sie mindestens zehn Minuten andauert.
3. Die positiven Auswirkungen auf die Gesundheit können durch eine Steigerung der Aktivität auf 300 Minuten moderater beziehungsweise 150 Minuten intensiver körperlicher Aktivität pro Woche zusätzlich vergrößert werden.

4. Daneben sollten auch Kraftübungen nicht vernachlässigt werden. Diese sollten insbesondere große Muskelgruppen einschließen, also zum Beispiel die Bein- und Rumpfmuskulatur. Krafttraining sollte nach Möglichkeit zweimal pro Woche durchgeführt werden.

In Anbetracht der mehr als überzeugenden Befundlage zu den positiven Auswirkungen von Sport scheint die Sache zunächst einmal klar zu sein: Mach deine zwanzig Minuten Sport am Tag, und alles ist im grünen Bereich. Und wenn wir ehrlich sind, sind zwanzig Minuten sportliche Betätigung pro Tag auch kein völlig utopisches Ziel. Tatsächlich muss man allerdings feststellen, dass weniger als die Hälfte der Europäer das von der Weltgesundheitsorganisation empfohlene Mindestmaß an Bewegung, nämlich 150 Minuten pro Woche moderate Aktivitäten, erreichen. Die Männer scheinen dabei noch deutlich aktiver zu sein. In einer europäischen Studie, in der das Bewegungsverhalten der Teilnehmer mit objektiven Messgeräten erfasst wurde, erreichten fast 58 Prozent der Männer, jedoch nur 37 Prozent der Frauen das empfohlene Mindestmaß der Weltgesundheitsorganisation. Dabei sei noch einmal betont: Es handelt sich bei den 150 Minuten nur um das absolute Minimum an Bewegung, um seiner Gesundheit etwas Gutes zu tun, und es entspricht weniger als einer halben Stunde pro Tag. Wir verbringen Stunden damit, uns auf YouTube durch Videos zu klicken, irgendwelche Unterhaltungssendungen im Fernsehen zu verfolgen, uns auf Instagram kilometerweit durch Profile zu scrollen oder auf WhatsApp ein Emoji mit dem nächsten zu beantworten, aber wir haben keine zwanzig Minuten, um körperlich aktiv zu sein? Ist uns unsere Gesundheit wirklich so wenig wert?

Schraubt man die Anforderungen etwas höher, auf dreißig Minuten pro Tag, also insgesamt 210 Minuten pro Woche, dann erreichen das in Europa nur noch um die 30 bis 40 Prozent der Männer und 10 bis 25 Prozent der Frauen (abhängig von dem Land, in dem die Studienteilnehmer lebten). In einer amerikanischen Studie waren sogar nur etwa 5 Prozent der Studienteilnehmer an den meisten Tagen der Woche für mindestens dreißig Minuten moderat bis intensiv körperlich aktiv. Nur 5 Prozent? Wenn man solche Zahlen hört, fängt man ja fast schon an, an den Studien zu zweifeln, die von namhaften Wissenschaftlern in renommierten Zeitschriften veröffentlicht werden. Doch das Problem lässt sich nicht von der Hand weisen: Sehr viele Menschen in industriellen Nationen, um nicht zu sagen die meisten, treiben zu wenig Sport. Mit dem Sitzen hat das allerdings noch nicht viel zu tun.

Gehen wir daher einmal von den Personen aus, die die Bewegungsempfehlungen der Weltgesundheitsorganisation tatsächlich erfüllen. Diese Personen profitieren gesundheitlich von den 150 Minuten pro Woche, in denen sie sportlich aktiv sind.

Die entscheidende Frage, die sich dabei nun stellt, ist, ob sie ihrer Gesundheit noch mehr Gutes tun könnten, indem sie auch den Rest ihres Lebensstils, sprich andere Bereiche des Bewegungskontinuums optimieren. Oder ist es sogar so, dass die positiven Effekte, die sie durch die sportliche Aktivität erzielen, verpuffen, weil sie eben sonst den ganzen Tag nur im Sitzen verbringen? Noch deutlicher gefragt: Können wir den ganzen Tag faul auf dem Sofa liegen, solange wir nur einmal am Tag für zwanzig Minuten sportlich aktiv sind? Denn in der Tat gibt es recht viele Menschen, die sich zwar ausreichend bewegen, also die Bewegungsempfehlungen erfüllen, aber gleichzeitig sehr viel Zeit versitzen. Denken wir an die aktiven Couch-Potatos. Eine weitere interessante Beobachtung in diesem Zusammenhang ist auch, dass Menschen, die ausreichend Sport treiben, keineswegs weniger sitzen als Menschen, die den Bewegungsempfehlungen nicht gerecht werden.

FINDE DEN UNTERSCHIED!

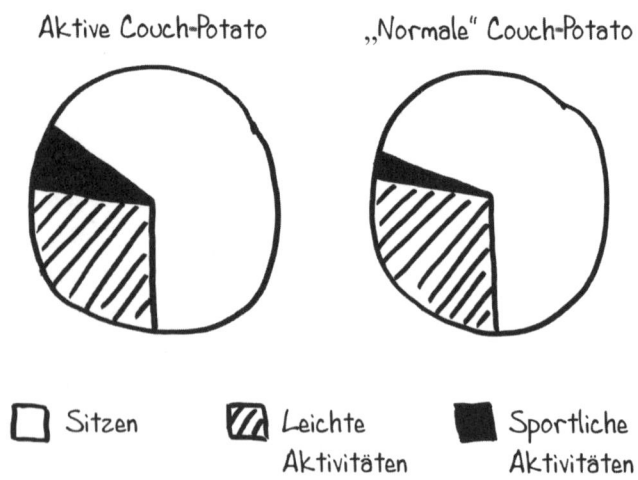

Aktive Couch-Potato

„Normale" Couch-Potato

☐ Sitzen   ▨ Leichte Aktivitäten   ■ Sportliche Aktivitäten

Das scheint auch ganz einleuchtend. Wenn wir uns noch einmal das Tortendiagramm mit der Verteilung der einzelnen Aktivitätsbereiche zu Beginn des Buches vor Augen halten, machen moderat und intensiv anstrengende Aktivitäten nur einen relativ geringen Teil des Tages aus. Das heißt, ob man nun eine halbe Stunde pro Tag mehr oder weniger sportlich aktiv ist, ändert im Endeffekt an der Gesamtverteilung des Tages nur relativ wenig. Das kann man sich fast wie bei einer Farbpalette vorstellen, auf der man verschiedene Farben zusammenmischt. Wenn der größte Teil Rot ist (Sitzen), dann macht es kaum einen Unterschied, ob ich noch ein wenig Blau (sportliche Aktivität) mit hineinmische oder nicht. Im Endeffekt ist es immer noch Rot. Das heißt, nur weil Personen ein gewisses Mindestmaß an Sport ausüben, haben sie nicht automatisch auch einen aktiveren Lebensstil. Und es kommt noch »besser«: Die gesundheitsförderlichen Effekte der körperlichen Aktivität bei den aktiven Couch-Potatos, das heißt bei denjenigen, die zwar ausreichend Sport treiben, aber den Rest der Zeit im Sitzen verbringen, sind nicht so groß, wie bei allgemein aktiven Menschen, die wenig Zeit im Sitzen verbringen. Offensichtlich ist es also nicht ganz egal, was wir in den 23,5 Stunden tun, in denen wir keinen Sport treiben.

Derartige Erkenntnisse haben die Forschung zur sportlichen Aktivität als gesundheitsrelevanten Faktor in ganz neue Bahnen gelenkt. Denn nach aktueller Studienlage spricht alles dafür, dass sehr langes Sitzen ein vom Sport teilweise unabhängiger gesundheitlicher Risikofaktor und eben nicht nur die Kehrseite der Medaille ist – wie in der Wissenschaft lange Zeit angenommen. Erinnern wir uns noch einmal an die frühere Definition von »inaktiv«. Das waren diejenigen Personen, die den Bewegungsempfehlungen der Weltgesundheitsorganisation nicht gerecht wurden. Heutzutage würde man bei »inaktiv« aber tatsächlich lange Sitzzeiten meinen, sodass auch Personen, die sich ausreichend bewegten, einen inaktiven Lebensstil pflegen können.

Zusammengefasst bedeutet das für uns: Bewegung ist immer eine gute Idee und verbessert unsere Gesundheit. Selbst diejenigen, die regelmäßig Sport treiben, können ihrem Körper Gutes tun, indem sie versuchen, weniger Zeit im Sitzen zu verbringen. Die positiven Gesundheitseffekte von Bewegung sind jedoch bei denen am größten, die sich bisher kaum bewegten, sondern den ganzen Tag sitzend verbracht haben.

Sportskanonen im Vorteil

Eine aktuelle Studie aus dem Jahr 2016 macht nun zumindest den Sportskanonen unter uns Mut. In einer großen Metaanalyse gingen Forscher verschiedenster Universitäten der Frage nach, wie viel Sport notwendig ist, um das gesundheitliche Risiko des Sitzens auszugleichen. Das heißt, wie viel Sport muss man treiben, um den Rest des Tages rumlümmeln zu können? Denn offensichtlich scheinen die Bewegungsempfehlungen der Weltgesundheitsorganisation, also 150 Minuten moderate bis intensive körperliche Aktivität pro Woche, nicht auszureichen. Die Wissenschaftler analysierten hierfür Daten aus dreizehn Studien mit insgesamt über einer Million Studienteilnehmern, in denen der Zusammenhang zwischen Sitzen, Bewegung und Sterberate untersucht wurde. Hierfür wurden die Teilnehmer anhand ihrer Angaben zum Bewegungsverhalten in vier Gruppen eingeteilt:

1. Couch-Potatos (entspricht durchschnittlich 0 bis 5 Minuten moderater Aktivität pro Tag)

2. Gelegenheitssportler (entspricht durchschnittlich 25 bis 35 Minuten moderater Aktivität pro Tag)
3. Freizeitsportler (entspricht durchschnittlich 50 bis 65 Minuten moderater Aktivität pro Tag)
4. Sportskanonen (entspricht durchschnittlich 60 bis 75 Minuten moderater Aktivität pro Tag)

Innerhalb jeder dieser Gruppen zeigte sich, dass mit zunehmender Sitzzeit auch das Risiko anstieg, im Beobachtungszeitraum zu versterben, nicht jedoch in der vierten Gruppe. In dieser Gruppe, den Hochaktiven, war es egal, ob Personen weniger als vier Stunden oder mehr als zehn Stunden pro Tag im Sitzen verbrachten, ihr Sterberisiko war statistisch gesehen gleich.

Ein hohes Level an sportlicher Aktivität könnte dieser Studie zufolge das gesundheitliche Risiko des Sitzens teilweise oder sogar ganz abfedern. Für alle anderen, die keine Sportskanonen sind, heißt es aber weiterhin: Mehr Zeit im Sitzen bedeutet im Endeffekt weniger Lebensjahre. Das gilt auch für die Einhaltung der Bewegungsempfehlungen der Weltgesundheitsorganisation. Diese entsprechen in etwa Gruppe 2 und 3. Das heißt, wenn man entsprechend den Bewegungsempfehlungen ausreichend körperlich aktiv ist, schwächt das zwar den lebensverkürzenden Effekt des langen Sitzens ab, ist aber nicht ausreichend, um ihn zu eliminieren. Man kann dies gut mit »gesund lebenden« Rauchern vergleichen: Nur weil sie als Raucher sich gesund ernähren, Sport treiben und ausreichend Schlaf haben, heben sie die Negativfolgen des Qualmens nicht auf. Erst wenn sie mit dem Rauchen aufhören, führt das in Kombination mit dem ansonsten gesunden Lebensstil zu einer deutlichen Verlängerung und Verbesserung von Leben und Gesundheit.

Vergleicht man die beiden Extremgruppen dieser großen Studie, also diejenigen, die sehr wenig Zeit im Sitzen verbringen und gleichzeitig sehr aktiv sind, mit denjenigen, die so gut wie gar nicht aktiv sind, sondern ihren Tag fast gänzlich sitzend verbringen, ist das Sterberisiko in der zweiten Gruppe rund 60 Prozent höher. Diese dramatischen Zahlen sind mit denen von Rauchen und Übergewicht vergleichbar. Insgesamt spricht diese Studie jedoch tatsächlich dafür, dass wir durch Bewegung den gesundheitlichen Schaden, den langes Sitzen anrichtet, reduzieren können.

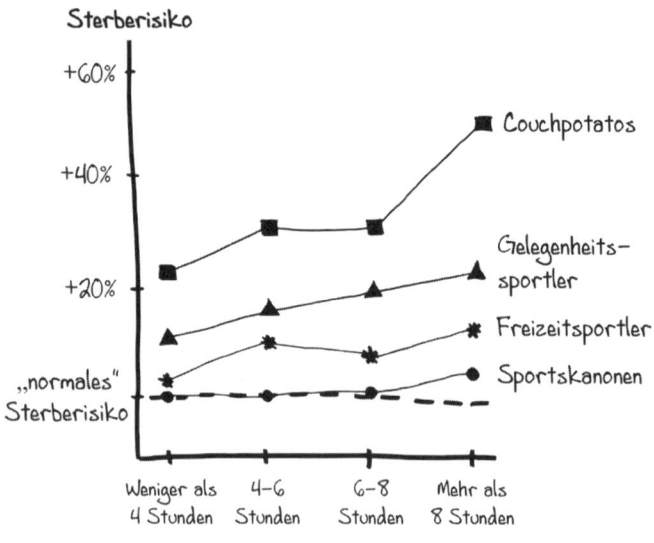

Wer aber keine Sportskanone ist und jeden Tag mit mindestens moderater Intensität über eine Stunde aktiv ist, dem ist gut daran gelegen, seine Sitzzeit kritisch zu hinterfragen und im besten Fall zu reduzieren. Für die Zeit vor dem Fernseher waren die Ergebnisse übrigens recht ähnlich. Allerdings konnten mehr als fünf Stunden Fernsehen nicht komplett durch Bewegung ausgeglichen werden, nicht einmal in der Gruppe der Sportskanonen.

Diese Studie ist eine der ersten, die diese Frage gezielt untersucht hat. Dabei haben sich die Forscher allerdings nur den Zusammenhang mit der Sterberate angeschaut. Wie die Sache bei anderen Gesundheitsindikatoren, wie beispielsweise der Insulinsensitivität oder den Blutfettwerten aussieht, ist noch offen. In jedem Fall lohnt es sich, die Zeit zu minimieren, die wir im Sitzen und vor allem vor dem Fernseher verbringen.

Bewegungsreiche Pausen sind Trumpf

In einer kleinen Studie der Arizona State University in den USA mit neun übergewichtigen Teilnehmern konnten ebenfalls erste Hinweise darauf gefunden werden, dass körperliche Aktivität die gesundheitsschädlichen Effekte des langen Sitzens abmildern könnte. Die Forscher spielten verschiedene Acht-Stunden-Bürotage im Labor nach. Dabei durchliefen die Probanden in verschiedenen Wochen vier unterschiedliche Bedingungen:

1. Zunächst wurde der typische Büroalltag simuliert: acht Stunden lang fast durchgängiges Sitzen mit nur den nötigsten Unterbrechungen für beispielsweise Toilettengänge.
2. Während der acht Stunden wurden insgesamt 2,5 Stunden in Abständen von jeweils einer Stunde im Stehen verbracht.
3. Während der acht Stunden wurden insgesamt 2,5 Stunden

in Abständen von jeweils einer Stunde mit sehr langsamem Gehen (1,6 Kilometer pro Stunde; etwa 2 MET) verbracht.

4. Während der acht Stunden wurden insgesamt 2,5 Stunden in Abständen von jeweils einer Stunde mit sehr langsamem Fahrradfahren (etwa 2 MET) verbracht.

An jedem der Tage wurde für 24 Stunden der Glukosespiegel im Blut sowie der Blutdruck überwacht. Im Vergleich zum ersten Tag, an dem ein normaler Arbeitstag ohne Bewegungspausen nachgespielt wurde, war an allen anderen drei Experimentaltagen der Blutzuckerspiegel deutlich geringer, am geringsten unter der vierten Bedingung, während der die Probanden ihre Arbeit stündlich mit kurzem Fahrradfahren unterbrachen. Das galt nicht nur für die Zeit, die die Probanden im Labor verbrachten, sondern auch für die Abendstunden und teilweise für die schlafend verbrachte Zeit. Ein ganz ähnliches Bild zeigte sich auch für den Blutdruck der Probanden. Nicht nur während der simulierten Arbeitszeit, sondern auch am Abend war der Blutdruck unter allen drei Bewegungsbedingungen geringer als in der reinen Sitzbedingung. Auch in Sachen Blutdruck zeigte das Fahrradfahren den größten Effekt.

Diese Ergebnisse verdeutlichen: Langes Sitzen regelmäßig durch Stehen oder leichte körperliche Aktivität zu unterbrechen, hat einen positiven Einfluss auf den Blutzuckerspiegel und den Blutdruck während des gesamten Tages. Beides sind wesentliche Risikofaktoren für schlimmere Erkrankungen wie Diabetes oder Herz-Kreislauf-Erkrankungen.

NEAT – der heimliche Superstar
im Energieverbrauch

So wichtig Sport für unsere Gesundheit auch sein mag, unsere Alltagsaktivität spielt eine viel entscheidendere Rolle in unserem Leben. Viele wissen es vermutlich gar nicht, aber Hausfrauen sind die wahren Königinnen der Alltagsbewegung oder auch der *Non-Exercise Activity Thermogenesis*, kurz NEAT genannt. Dahinter verbirgt sich der Energieverbrauch infolge von nicht sportlichen Aktivitäten, zum Beispiel während wir Wäsche zusammenlegen, den Einkauf in die Wohnung tragen, etwas aufschreiben, Essen kochen, im Garten Unkraut jäten, zum Briefkasten gehen und so weiter.

NEAT ist deshalb so bedeutsam im Zusammenhang mit unserem sitzenden Lebensstil und den Zivilisationskrankheiten, weil sich der Wandel von vorindustriellen zu industriellen Gesellschaften vor allem auf diese Art von Aktivität bezieht. In früheren Zeiten betrieben die Menschen ja nicht mehr Sport im klassischen Sinne, sondern sie waren in ihrem Alltag ohne besondere Absicht deutlich aktiver, als wir es heute sind. All die technischen Errungenschaften unserer Zeit haben unseren Alltag viel bequemer gemacht – zu bequem. Dabei sind viele alltägliche Arbeiten im moderaten Anstrengungsbereich anzusiedeln und damit gesundheitlich absolut relevant. Also liebe Männer, ruhig mal öfter den Wischmopp zur Hand nehmen und den Boden schrubben oder sich voller Eifer dem dreckigen Geschirr per Hand widmen. Das verbrennt nicht nur Kalorien, sondern bringt auch das Herz-Kreislauf-System in Fahrt.

Alltagsaktivitäten/NEAT und ihre Intensitäten

Aktivität	MET
Fernsehen	1,0
Gesellschaftsspiele spielen	1,5
Kochen, Essen zubereiten	2,0
Sich anziehen/ausziehen	2,0
Abwaschen	2,3
Pflanzen gießen	2,5
Geige spielen	2,5
Mit dem Hund spazieren gehen	3,0
Staubsaugen	3,5
Den Fußboden schrubben	3,8
Den Fußweg vor dem Haus fegen	4,0
Wände streichen	4,5
Rasen mähen	5,5
Schnee schippen	6,0
Den Einkauf die Treppe hochtragen	7,5

Der menschliche Energieverbrauch

Um zu verstehen, was NEAT eigentlich genau meint, werfen wir zunächst einen Blick auf den menschlichen Energieverbrauch und wie dieser überhaupt zustande kommt. Wir können Nahrung zu uns nehmen und legen im Idealfall dadurch nicht einmal an Gewicht zu. Was also passiert mit der Energie aus unserem Essen, wo geht sie hin? Prinzipiell lässt sich der Gesamtumsatz an Energie, die unser Körper täglich verbraucht, in drei Komponenten gliedern: den Grundumsatz,

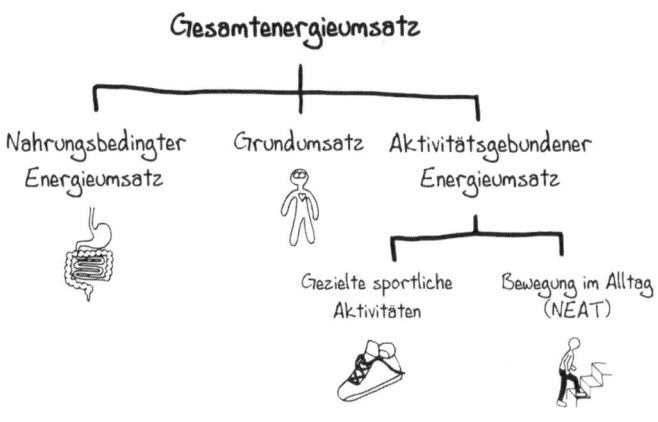

Gesamtenergieumsatz

Nahrungsbedingter Energieumsatz

Grundumsatz

Aktivitätsgebundener Energieumsatz

Gezielte sportliche Aktivitäten

Bewegung im Alltag (NEAT)

den nahrungsinduzierten Energieumsatz und den Arbeitsumsatz beziehungsweise aktivitätsgebundenen Energieumsatz.

Der Grundumsatz bezeichnet die Menge an Energie, die unser Körper jeden Tag zur Aufrechterhaltung aller wichtigen Körperfunktionen wie Atmung, Herzschlag oder Gehirnfunktionen benötigt, wenn wir ganz still im Bett liegen. Bei Erwachsenen mit einem Bürojob macht der Grundumsatz ungefähr 60 Prozent des Gesamtumsatzes aus. Besonders entscheidend ist hierbei die Muskelmasse der Skelettmuskulatur, da ein höherer Muskelanteil, wie wir weiter vorne bereits gehört haben, selbst im Ruhezustand mehr Energie verbraucht. Das ist auch der Grund, warum Männer im Allgemeinen einen höheren Energieverbrauch haben. Der Anteil an Muskelmasse ist bei Männern von Natur aus deutlich höher als bei Frauen. Muskeln sind wahre Vielfraße, die am liebsten den ganzen Tag nur am Futtern sind.

Unter dem nahrungsinduzierten Energieumsatz versteht

man den Energieverbrauch, der durch die Aufnahme, Verdauung, Resorption, Speicherung und Ausscheidung von Nahrungsmitteln entsteht, sprich bei all dem, was mit der Nahrung zwischen Aufnahme und Ausscheidung passiert. Es ist nämlich nicht so, dass das Essen über eine Futterluke einfach reingeschmissen und wie bei einer Saftpresse kurz ausgequetscht wird, damit der labbrige Rest dann durch den Darm wieder nach draußen befördert werden kann. Unser ganzer Verdauungsapparat ist hochkomplex, es laufen unzählige Prozesse gleichzeitig ab, an denen sich Millionen und Abermillionen Zellen und Moleküle beteiligen, die natürlich alle ein Stück vom Kuchen abhaben wollen.

Insgesamt schlägt die Energie, die wir während des gesamten Verdauungsprozesses aufbringen, im Gesamtumsatz mit etwa 10 bis 15 Prozent zu Buche. Was wir essen, ist hierbei der maßgebende Faktor. Bis zu 25 Prozent der durch Eiweiße aufgenommenen Energie wird für deren Verstoffwechselung benötigt. Bei Kohlenhydraten oder Fetten sind das nur etwa 2 bis 7 Prozent. Figurbewusste Esser, die sich beispielsweise eiweißreich und mit viel Gemüse ernähren, haben entsprechend einen höheren nahrungsinduzierten Energieverbrauch als Personen, die in erster Linie auf Fast Food und Süßigkeiten, also viel Fett und einfache Kohlenhydrate, zurückgreifen. Insgesamt variiert der nahrungsbedingte Energieumsatz aber nicht sehr stark zwischen Personen und macht nur einen verhältnismäßig geringen Anteil unseres Gesamtumsatzes aus.

Der Arbeits- oder Leistungsumsatz fasst sämtliche Energie zusammen, die wir bei Bewegungen, die über das bloße Im-Bett-Liegen hinausgehen, verbrauchen: Sei es, dass wir uns im Bett aufrichten, den Pizzaservice anrufen und die Bestellung an der Haustür entgegennehmen oder mit Kumpels eine Klettertour unternehmen. Das Spektrum ist sehr groß und damit ist der Arbeitsumsatz auch der Teil des Gesamtumsatzes, der sich am stärksten beeinflussen lässt. Dabei wird er noch einmal unterteilt: in den Energieumsatz während zielgerichteter sportlicher Aktivitäten einerseits und den Energieverbrauch während nichtsportlicher Aktivitäten, sprich NEAT oder Alltagsbewegungen, andererseits. Der Anteil am Gesamtumsatz durch NEAT macht etwa 15 Prozent bei Erwachsenen mit einem überwiegend sitzenden Lebensstil aus und kann bis zu 50 Prozent bei einem sehr aktiven Alltag betragen.

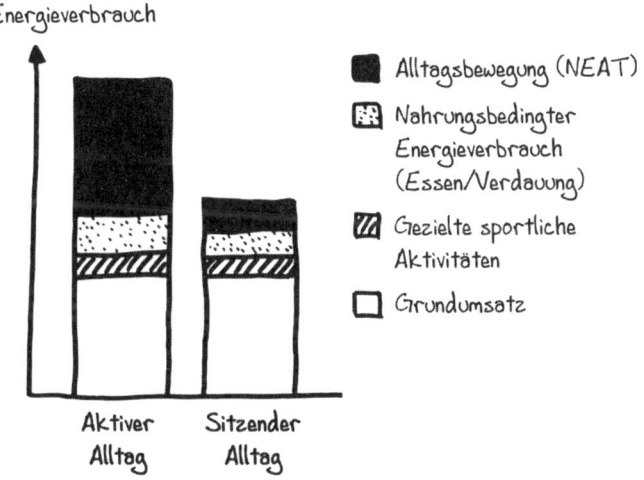

Gerade für diejenigen, für die Sport eher Last als Lust darstellt, ist der Verbrauch durch NEAT von umso größerer Bedeutung. Ein wichtiger Faktor für unseren täglichen NEAT-Umsatz ist übrigens unsere Arbeit. Aber auch unsere alltäglichen Gewohnheiten sind wichtig. Erledigen wir zum

Beispiel auch kleinere Einkäufe eher mit dem Auto im nahe gelegenen Supermarkt? Bringen wir Briefe immer dann weg, wenn die Gelegenheit gerade günstig ist, weil wir sowieso an einem Briefkasten vorbeifahren? Nehmen wir den Müll direkt mit runter, wenn wir ohnehin auf dem Weg zum Auto sind? Unser Leben ist voll von bequemen Gewohnheiten. Diese sparen zwar Zeit, aber in erster Linie spart unser Körper durch sie Energie, von der wir häufig zu viel über die Nahrung zu uns nehmen. Und nicht nur das: All diese Gewohnheiten fördern einen sitzenden Lebensstil. Ein kleiner Umweg hier oder ein zweiter Gang da werden unseren Zeitplan kaum sprengen, aber unserem Körper guttun. Im Einzelnen sind es natürlich nur geringe Mengen an Energie, die zusätzlich verbraucht werden, und nur wenige Minuten oder gar nur Sekunden, die wir nicht im Sitzen verbringen, aber all diese kleinen Puzzleteile bestimmen unseren Lebensstil und summieren sich am Ende des Tages auf.

Wie die Industrialisierung unseren Alltag lahmlegte

Wie wir bereits weiter vorne erfahren haben, ist es vor allem die Industrialisierung, die unseren Alltag in vielen Bereichen erleichtert und bequem gemacht hat.

Viele von uns arbeiten heutzutage im Büro oder ähnlichen sitzgebundenen Umgebungen, wo Bewegung eher Mangelware ist. Von A nach B kommen wir mit dem Auto, das fünf Meter vor unserer Haustür parkt. Essen lassen wir uns liefern, und im Haushalt erleichtern elektrische Helfer die Arbeit. Hinzu kommt das Überangebot an Nahrungsmitteln, die mehr Genuss als Überleben sichern.

Besonders in Schwellenländern können heutzutage die

Auswirkungen der Industrialisierung und Urbanisierung auf das Bewegungsverhalten und die Gesundheit der Menschen beobachtet werden. Beispielsweise ist in Mexiko die Anzahl der Übergewichtigen in den letzten zwei Jahrzehnten regelrecht durch die Decke gegangen. Rund 70 Prozent der Erwachsenen und 30 Prozent der Kinder und Jugendlichen sind übergewichtig oder sogar fettleibig. Mexiko steht damit den USA in nichts nach. Um dem Übergewicht Herr zu werden und die Bevölkerung zu mehr Bewegung zu animieren, ging die Stadtverwaltung von Mexiko City einen ungewöhnlichen Weg. Eine Fitnessaktion im Jahr 2015 belohnte jeden, der zehn Kniebeugen machte, mit einer kostenlosen U-Bahn-Fahrt. Die ersten 80 000, die die Kniebeugen absolvierten, bekamen sogar einen Schrittzähler obendrauf. Das ist natürlich nur eine PR-Aktion, aber die Tatsache, dass zu solchen Mitteln gegriffen wird, verdeutlicht doch, wie drastisch die Zustände dort sind.

Das Problem in Mexiko – genauso wie in vielen anderen Schwellenländern – ist die Kombination aus leicht zugänglichem ungesundem Essen und einer drastischen Veränderung des Lebensstils. Durch die fortschreitende Industrialisierung in diesen Ländern geben immer mehr Leute ihren körperlich sehr fordernden Lebensstil auf dem Land auf, ziehen in die Städte und verbringen ihren Tag dort überwiegend sitzend mit wenig Bewegungspotenzial.

Welche Bedeutung die Urbanisierung für das Bewegungsverhalten tatsächlich hat, untersuchte die Forschergruppe um James A. Levine in Jamaika. Auch Jamaika ist ein klassisches Schwellenland, in dem Teile der Bevölkerung noch immer auf dem Land leben und andere in industrialisierte Städte gezogen sind. Levine interessierte sich für Unterschiede im Bewegungsverhalten dieser beiden Bevölkerungsgruppen. Er und sein Team statteten 22 ländlich lebende Jamaikaner sowie 26 in der Stadt ansässige Jamaikaner mit einer speziellen Unterwäsche aus. Ja, richtig gelesen, Unterwäsche, allerdings nicht den 08/15-Schlüpfer von H&M. In der Unterwäsche waren verschiedene Beschleunigungs- und Neigungsmesser eingebaut. Damit kann sehr genau bestimmt werden, ob die Leute sitzen, stehen, liegen oder sich bewegen. Auf dieser Grundlage kann für den gesamten Tagesverlauf der Energieverbrauch bestimmt werden. Zehn Tage lang wurde so das Bewegungsverhalten der Studienteilnehmer minutiös beobachtet und dokumentiert (ob für die gesamte Versuchsdauer ein und dieselbe Unterwäsche getragen wurde, ist mir allerdings nicht bekannt – und ich will es, ehrlich gesagt, auch gar nicht so genau wissen). Wichtig war übrigens auch, dass es sich nur um normalgewichtige Personen handelte. Das heißt, Unterschiede im Bewegungsverhalten können nicht auf Unterschiede in Körpergewicht und Fettanteil zurückgeführt werden.

Während nun beide Gruppen ungefähr gleich viel Zeit pro Tag im Liegen verbrachten (etwas mehr als zehn Stunden), saßen die Jamaikaner auf dem Land im Schnitt über hundert Minuten weniger als die Stadtbewohner: 336 Minuten pro Tag im Vergleich zu 443 Minuten pro Tag. Erstere waren zudem in ihrem Alltag zu Fuß gut 60 Prozent aktiver.

Dies spiegelt sich natürlich auch im Energieverbrauch wider. Die Autoren der Studie schätzen den Einfluss der Urbanisierung auf den Energieverbrauch auf etwa tausend Kilokalorien pro Tag. Tausend Kilokalorien – das entspricht fast zwei Tafeln Schokolade oder anderthalb bis zwei Stunden Joggen.

Doch zurück nach Europa. Auch im Haushalt wird lieber Strom verbraucht als Kalorien. Mit fortschreitender Industrialisierung und finanziellem Wohlstand wurden immer mehr Arbeiten im Haushalt von mechanischen oder elektrischen Hilfsmitteln übernommen. Die Automatisierung im Haushalt fängt bei der Waschmaschine an und hört beim Thermomix noch lange nicht auf. Laut Statistischem Bundesamt hatten im Jahr 2013 95 Prozent der Haushalte eine Waschmaschine und immerhin 67 Prozent einen Geschirrspüler. Wie viel Energieverbrauch uns tatsächlich jeden Tag durch den Gebrauch von Alltagshelfern durch die Lappen geht, hat ebenfalls eine Forschergruppe um James A. Levine von der Mayo Clinic untersucht.

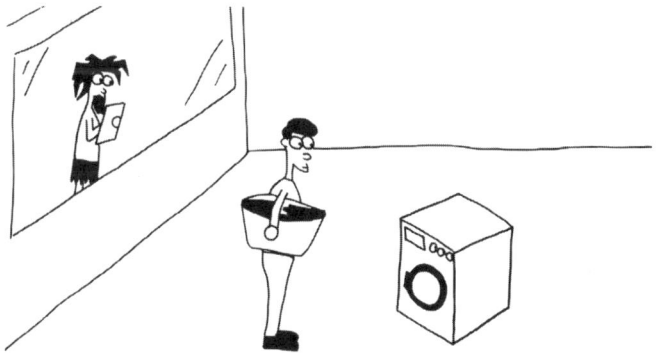

Dafür wurde der genaue Energieverbrauch von 122 Freiwilligen gemessen, wenn sie Wäsche mit der Hand und mit einer Waschmaschine waschen, Geschirr per Hand und dem Geschirrspüler reinigen, zu Fuß und mit dem Auto zur Arbeit kommen und wenn sie die Treppen und den Aufzug benutzen. Ja, Wissenschaftler sind schon manchmal sonderbar. Oder wer sonst würde auf die Idee kommen, Probanden im Labor einer Universität Wäsche per Hand waschen zu lassen und dabei auch noch alles strengstens zu kontrollieren und zu überwachen? Die Ergebnisse dieser eher kuriosen Untersuchung sind jedoch durchaus interessant:

Aufgabe	Energieverbrauch (kcal/Minute)
Wäsche per Hand waschen	2,07
Wäsche mit einer Waschmaschine waschen	1,32
Geschirr per Hand abwaschen	1,83
Geschirrspüler benutzen	1,31
Zu Fuß zur Arbeit gehen	3,62
Mit dem Auto zur Arbeit fahren	1,09
Treppen steigen	4,20
Den Aufzug benutzen	1,30

Insgesamt sparten die Probanden dieser Studie durch die Nutzung technischer Neuerungen pro Tag 111 Kilokalorien. Wobei die Berechnungen auf einem relativ kurzen Arbeitsweg von etwa 1,3 Kilometern beruhen. Die sonstigen Bereiche, für die wir oft und gerne das Auto verwenden, wie den Einkauf zu erledigen oder uns mit Freunden zu treffen, sowie weitere Energiesparer im Haushalt, wurden dabei noch gar nicht berücksichtigt. Längere Arbeitswege von beispielsweise vier bis sechs Kilometern, die gut mit dem Fahrrad zurückgelegt werden können, genauso wie der Einbezug von weiteren kleineren Küchenhelfern könnten diese Zahl also noch drastisch erhöhen.

Bei Frauen wird die Veränderung des Energieverbrauchs durch die Erleichterung vieler Haushaltsarbeiten besonders deutlich. Vor gut fünfzig Jahren verbrachten amerikanische Hausfrauen noch rund 25 Stunden pro Woche mit Aufgaben im Haushalt, wie der Zubereitung von Essen, Geschirr spülen, Wäsche waschen und sauber machen. Heutzutage sind es nur noch gut dreizehn Stunden pro Woche. Dieser Unterschied zeigt sich auch im Energieverbrauch durch Hausarbeit: von 666 Kilokalorien pro Tag im Jahr 1965 ist dieser statistisch gesehen auf 400 Kilokalorien pro Tag im Jahr 2010 gesunken.

Zwar hat sich seit den 60er-Jahren nicht nur die technische Ausstattung der Haushalte, sondern auch die soziale Rolle der Frau verändert, die Abnahme lässt sich jedoch auch beim Vergleich mit den damals bereits berufstätigen Frauen feststellen. Die Frage ist allerdings: Was machen die Frauen heutzutage dann stattdessen? Etwa eine Stunde pro Woche scheinen moderne Frauen mehr mit sportlichen Aktivitäten in der Freizeit zu verbringen als noch vor fünfzig Jahren. Diese Zeit hat sich in etwa verdoppelt. Gleiches gilt aber auch für die Zeit vor dem Fernseher oder dem Computer. Hier waren es in den 60er-Jahren lediglich etwa acht Stunden pro Woche, während heute im Schnitt sechzehn Stunden pro Woche vor dem Bildschirm verbracht werden. Das Minus im Energieverbrauch durch die fehlende Betätigung im Haushalt kann allerdings kaum durch die eine zusätzliche Stunde Sport pro Woche und nicht einmal durch die theoretische Einhaltung der Bewegungsempfehlungen der Weltgesundheitsorganisation ausgeglichen werden.

Selbstverständlich möchte ich mich an dieser Stelle nicht dafür aussprechen, alle Frauen zurück an den heimischen Herd und die Waschbretter zu schicken. Um Himmels willen. Dennoch sollten wir uns bewusst machen, dass NEAT in Abhängigkeit von unserem Beruf und der Gestaltung unserer Freizeit um ganze 2000 Kilokalorien pro Tag zwischen Menschen des gleichen Geschlechts, der gleichen Körpergröße und Konstitution variieren kann. Damit ist NEAT essenziell, um aus unserem sitzenden Lebensstil wieder einen aktiven zu machen.

NEAT und unsere Gesundheit

Wie bedeutsam die kleinen Aktivitäten im Alltag für unsere Gesundheit sein können, veranschaulicht eine Studie mit über 67 000 chinesischen Frauen aus dem Jahr 2007 sehr gut. Die teilnehmenden Frauen machten zunächst Angaben zu ihrer körperlichen Aktivität in verschiedenen Bereichen. Innerhalb der nächsten fünf Jahre wurden alle Todesfälle registriert, die unter diesen Frauen auftraten. Frauen, die am Anfang berichteten, dass sie keinen regelmäßigen Sport ausübten, aber sehr viel NEAT zu verzeichnen hatten, das heißt vor allem Aufgaben im Haushalt erledigten, hatten ein um 25 bis 50 Prozent geringeres Risiko, im Beobachtungszeitraum zu sterben, als Frauen, die nicht nur keinen Sport trieben, sondern auch von wenig NEAT berichteten.

Eine weitere Untersuchung, die zu ganz ähnlichen Schlüssen kommt, stammt aus Schweden. Über 4000 ältere Personen aus Stockholm nahmen an der Untersuchung teil. Besonders für ältere Menschen ist ein aktiver Lebensstil wichtig. Ihnen fällt es häufig schwer, sportliche Aktivitäten mit einem hohen Anstrengungsgrad auszuführen. Daher sind alltägliche Aktivitäten, die nur mäßig anstrengend sind, umso bedeutsamer. Genau das fanden auch die schwedischen Wissenschaftler heraus. Denn unabhängig davon, ob eine Person regelmäßig Sport trieb oder nicht, waren diejenigen, die ihren Alltag aktiv gestalteten, deutlich gesünder. Das zeigte sich in einem geringeren Bauchumfang, besseren Cholesterinwerten und einer geringeren Wahrscheinlichkeit von erhöhtem Bauchfett, Bluthochdruck, Fettstoffwechselstörungen sowie Insulinresistenz, in Fachkreisen auch bekannt als metabolisches Syndrom – alles Risikofaktoren für Herz-Kreislauf-Erkrankungen. Zudem hatten diejenigen mit einem aktiven Lebensstil im Vergleich zu denen mit einer überwiegend sitzenden Tagesgestaltung ein um etwa 30 Prozent geringeres Risiko, in den folgenden zwölf Jahren am Herzen zu erkranken beziehungsweise zu versterben. Zu einem aktiven Alltag zählten zum Beispiel, regelmäßig Strecken mit dem Fahrrad zurückzulegen, Hausarbeiten nachzugehen, den Rasen zu mähen oder auch einfach im Wald Pilze zu sammeln. An dieser Stelle würde ich doch glatt vorschlagen, dass ab sofort Wischmopp und Co. mit dem Aufdruck »Bei regelmäßigem Gebrauch gesundheitsförderlich« verkauft werden. Dagegen sollte jedes Sitzmöbel wie eine Zigarettenpackung mit dem Warnhinweis »Sitzen kann tödlich sein« versehen werden. In ersten Studien konnte ein höheres Level an Alltagsaktivität sogar mit einem geringeren Risiko für Depressionen in Verbindung gebracht werden.

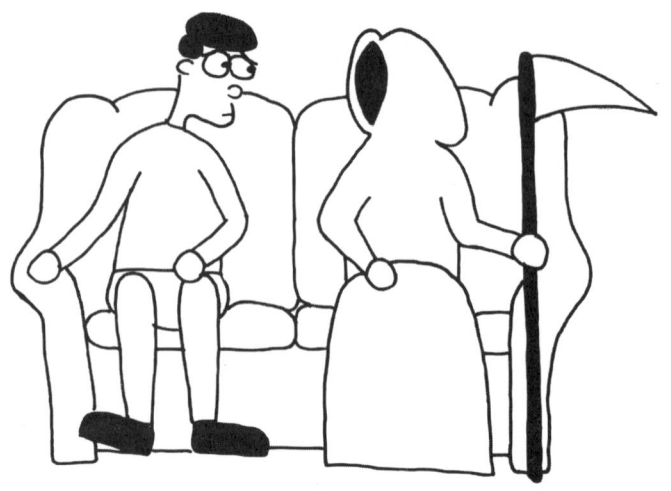

Eine weitere interessante Studie zum Thema Alltagsbewegung stammt von James A. Levine, dem Urvater von
NEAT, aus dem Jahr 1999. Er und sein Team untersuchten
sechzehn Normalgewichtige über einen Zeitraum von acht
Wochen. Jeder der Freiwilligen nahm täglich tausend Kilokalorien mehr zu sich, als er eigentlich benötigte, um sein
Gewicht zu halten. Die Probanden wurden also ordentlich
gemästet.

Die Wissenschaftler wollten dem Phänomen auf die Spur
kommen, warum manche Menschen trotz einer hohen Kalorienzufuhr nicht zunehmen, während bei anderen schon
vom bloßen Gedanken an Essen der Hintern wächst. Dafür überwachten die Forscher nicht nur, wie viele Kalori-
en die Probanden zu sich nahmen, sondern auch, wie viel
Energie sie vor und nach dem Experimentalzeitraum durch
verschiedene Prozesse verbrauchten. Sie stellten fest, dass

der Grundumsatz und auch die Energie, die durch Verdauung und Wiederverwertung der aufgenommenen Nahrung verbraucht wurden, zwar leicht anstiegen, aber nicht entscheidend zwischen denjenigen variierten, die deutlich an Fettmasse zulegten und denjenigen, deren Gewicht einigermaßen konstant blieb. Zu Deutsch: Der Energieverbrauch durch körperliche Aktivität machte den entscheidenden Unterschied.

Um nun die ungezielten, alltäglichen Bewegungen (NEAT) von gezielten Sporteinheiten zu trennen, durften die Studienteilnehmer über den gesamten Versuchszeitraum nur einer konstanten und vor allem geringen Menge an sportlicher Aktivität nachgehen. Diese wurde streng dokumentiert. Damit konnten Levine und seine Kollegen die wichtige Rolle von NEAT als eine Art Schutzfaktor vor einer Zunahme an Fettmasse bei gleichbleibender Überfütterung identifizieren. Diejenigen also, die als Reaktion auf eine zu hohe Kalorienzufuhr unterbewusst oder bewusst mehr Bewegung in den Alltag einbauten, zeigten eine gewisse Resistenz gegenüber einer Zunahme an Körperfett. Einer der Probanden erhöhte seinen täglichen Energieverbrauch durch NEAT um fast 700 Kilokalorien und das hauptsächlich durch gemütliches Spazieren und Schlendern. Wenn wir mehr sitzende Zeit durch leichte Aktivitäten ersetzen beziehungsweise versuchen, immer mehr NEAT in unseren Alltag zu integrieren (zusätzlich zum »normalen« Sport), könnte das einen bedeutsamen Beitrag für unsere Energiebilanz liefern. Damit ist die Reduktion des Sitzens auch ein wichtiger Baustein in der Bekämpfung der weltweiten Übergewichtsepidemie.

Fassen wir also zusammen: Non-Exercise Activity Thermogenesis, kurz NEAT oder auch einfach Alltagsbewegungen genannt, ist ein wichtiger Schlüssel für ein gesundes Leben. Während unsere steinzeitlichen und vorindustriellen Vorfahren von früh bis spät aktiv waren, scheint unser Alltag regelrecht sitzen geblieben zu sein. Mit Alltagsbewegung sind dabei alle nichtsportlichen Aktivitäten gemeint, beginnend beim Schreiben per Hand über Gassi gehen mit dem Hund oder Kochen bis hin zum Treppensteigen statt der Nutzung des Aufzugs.

Gerade die gute alte Hausarbeit erweist sich beim Thema NEAT als Volltreffer und kann Ihr Leben um Jahre verlängern. Wichtig ist auch, getreu dem Motto: »Jeder Gang macht schlank«, lieber einmal mehr zu gehen, als möglichst viele Dinge zu bündeln. Bei einem aktiven Alltag kann NEAT bis zu 50 Prozent des täglichen Energieverbrauchs ausmachen.

Den Superalten auf der Spur

Die Suche nach der Formel für ein langes Leben bei bester Gesundheit ist so alt wie die Menschheit selbst. Die Wissenschaft konnte tatsächlich schon viele Faktoren identifizieren. Und auch jenseits der Fachliteratur findet man in unzähligen Onlineblogs und Ratgebern eine schier endlose Vielfalt an Tipps und Tricks, wie es mit dem biblischen Alter klappt. Doch wie bei jedem Geheimrezept braucht es die richtige Mischung aller Zutaten. Nur gute Gene allein werden nicht helfen, die Hunderter-Marke zu knacken, wenn man ansonsten eher Rock 'n' Roll lebt.

In einer schwedischen Studie konnte beispielsweise nachgewiesen werden, dass der Lebensstil für die Lebenserwartung sogar von größerer Bedeutung ist als unsere genetischen Voraussetzungen. Doch auch hier ist die Kombination entscheidend. Denn natürlich bringt das beste Sportprogramm nichts, wenn man frisst wie ein Scheunendrescher, und das am besten auch noch immer schön im Fast-Food-Laden um die Ecke. Somit ist auch das Bewusstsein für das Sitzen nicht der eine, alles entscheidende Schlüssel zur Unsterblichkeit, aber eben ein sehr wichtiger Baustein.

Schauen wir uns die Menschen, die uns an ihrem neunzigsten oder gar hundertsten Geburtstag im Lokalteil entgegenlächeln, einmal genauer an, so kann man feststellen, dass fast alle von ihnen ein sehr aktives Leben geführt haben und noch immer führen. Damit ist jedoch nicht gemeint, sich schon im Alter von fünf Jahren auf die Spuren von Arnold Schwarzenegger zu begeben oder bis ins hohe Alter jeden Tag einen Marathon zu laufen. Vielmehr geht es um leichte und moderate Bewegung, die meist ganz natürlich in den Alltag eingebunden ist.

Auf der Welt gibt es momentan vier Hotspots für Superalte: Okinawa (Japan), Loma Linda in Kalifornien (USA), Sardinien (Italien) und Ikaria (Griechenland). An diesen Orten leben überdurchschnittlich viele Hundertjährige und das bei bester Gesundheit. Wie bereits genannt, spielen verschiedene Faktoren eine Rolle, von guten Genen über Ernährung bis hin zu psychischen und sozialen Aspekten. Jedoch fällt auf, dass eben auch ein aktiver Lebensstil allen gemein ist. Leistungssportler sucht man unter den Superalten allerdings meist vergeblich. Auch dürften hypermoderne Workout-Pläne selten eine Rolle spielen. Stattdessen sind es Menschen, die kontinuierlich Bewegung in ihren Alltag integriert haben. Die meisten Strecken gehen sie zu Fuß, statt auf motorisierte Gefährte zu setzen. Für längere Wegen steigen sie aufs Rad. Statt Aufzügen benutzen sie die Treppen. Das gilt auch für den Transport alltäglicher Dinge wie Einkäufe. Viele dieser menschlichen Oldtimer beziehen ihre Lebensmittel direkt aus ihrem eigenen Garten, den sie bis ins hohe Alter selbst bewirtschaften.

Der Lebensstil dieser Menschen zeigt, dass der aktuelle Fitnesswahn keineswegs ein Muss ist, um den Körper in Schwung zu halten. Tatsächlich ist der regelmäßige »Pflichttermin« im Fitnessstudio oder beim Sportkurs, bei dem oftmals in kürzester Zeit bis zur Erschöpfung und darüber hinaus trainiert wird, nicht selten sogar kontraproduktiv – davon, dass so was häufig keinen Spaß macht, einmal abgesehen. Selbstverständlich ist (fast) jeder Sport besser als kein Sport. Und auch (sehr) viel Sport ist gut, wenn er korrekt durchgeführt wird. Aber was ist mit der Zeit davor und danach? Klar, in so einem sechzigminütigen Work-out lässt sich wunderbar Stress abbauen, den Alltag vergessen und den Körper stählen. Allerdings bringt es aus gesundheitlicher Sicht wenig, wenn während des Rests der Woche an Bewegung gespart wird.

Mit der körperlichen Ertüchtigung verhält es sich wie mit jeder von Natur aus lebenswichtigen Funktion: Sie funktioniert nicht wie eine Batterie, die man auflädt und dann allmählich aufbraucht. Wir können es mit dem Trinken vergleichen: Wenn wir davon ausgehen, dass wir pro Tag etwa zwei Liter Wasser trinken sollten, müssen wir vierzehn Liter Flüssigkeit pro Woche zu uns nehmen. Ich denke, es ist allen klar, dass es keinen Sinn macht, diese vierzehn Liter am

Montag in sich reinzupressen, um dann diese lästige Pflicht für die Woche abhaken zu können. Nicht nur, dass wir an diesem Montag höchstwahrscheinlich im Bad campieren werden, spätestens ab Mittwoch werden wir nach Wasser lechzen wie ein Verdurstender in der Sahara. Und spätestens zum Wochenende werden wir ums nackte Überleben kämpfen, nichts als die Hoffnung vor Augen, es bis zum nächsten Montag zu schaffen.

Genauso ist es mit der Bewegung. Nur mit dem Unterschied, dass das Ganze nicht so deutlich für uns spürbar ist. Die positiven Gesundheitseffekte, die Sport und Bewegung auf unseren Körper haben, lassen sich nicht als Vorrat anlegen. Daher bringt uns auch eine sportliche Jugend mit fünfzig nichts mehr. Es ist entscheidend, sein Leben lang aktiv zu sein.

Auch einige wissenschaftliche Studien haben sich mit den besonders Betagten dieser Welt beschäftigt, um von ihnen das richtige Altern zu lernen. In einer amerikanischen Studie versuchten Forscher Faktoren des Lebensstils zu identifizieren, durch die alte Menschen richtig alt werden können. Hierzu wurden 2357 Männer im Alter von ungefähr siebzig Jahren erstmals zu ihrer Gesundheit und ihrem Lebensstil befragt. Danach wurden die Studienteilnehmer jährlich per Post zu Veränderungen in ihrem Gesundheitsstatus und/oder ihrem Lebensstil befragt. 41 Prozent der Männer erreichten das stolze Alter von neunzig Jahren und wurden damit deutlich älter als der Durchschnittsamerikaner.

Die Forscher schauten nun, bei welchen Lebensstilfaktoren sich die sehr alten Studienteilnehmer zu Beginn und im Laufe der Studie von denen unterschieden, die es leider nicht bis zu ihrem neunzigsten Geburtstag geschafft hatten. Während Rauchen, Diabetes, Übergewicht und Bluthochdruck die Wahrscheinlichkeit, neunzig Jahre alt zu werden, deutlich reduzierten, war regelmäßige körperliche Aktivität ein wesentlicher Baustein für ein langes und vor allem auch gesundes Leben. Regelmäßige sportliche Betätigung kann das Leben um bis zu fünf Jahre verlängern.

Verbrennt alle Stühle – oder doch nicht?

Wenn wir uns die dramatischen Folgen vor Augen führen, die ein überwiegend sitzender Lebensstil für unsere Gesundheit mit sich bringt, möchte der ein oder andere nach einem kurzen Moment der Schockstarre vermutlich alle Sitzmöbel aus dem Fenster werfen oder diese als Brennholz verwenden. Gute Idee, aber spätestens am dritten Tag sind unsere Beine vermutlich so schwer, dass wir dann eben mit dem harten Boden vorliebnehmen. Und vielleicht sind derartige Radikalmaßnahmen auch gar nicht nötig, um gesund und munter richtig alt zu werden.

Für viele mag es noch immer komisch klingen, dass Sitzen unserer Gesundheit schaden soll. Immerhin ist Sitzen das Normalste der Welt und aus unserem Leben nicht wegzudenken. Im Endeffekt ist es jedoch wie mit allem im Leben: Das richtige Maß ist entscheidend. Nehmen wir das Beispiel Sonnenlicht: In Maßen ist es absolut notwendig für die Vitamin-D-Produktion und somit für unsere Gesundheit. Ohne Sonnenlicht werden wir krank, traurig – letztendlich sterben wir sogar. Übertreiben wir es allerdings, können un-

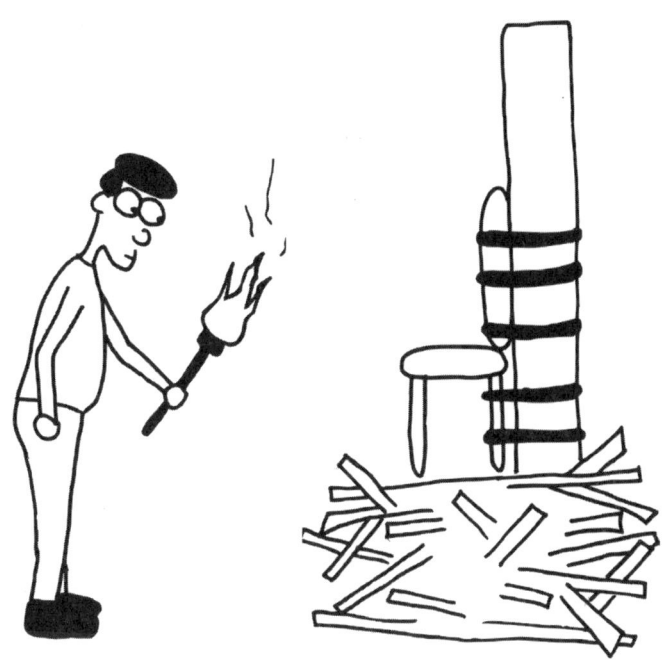

sere Haut und unser Gewebe ernsthafte Schäden bis hin zu Krebs davontragen.

Genauso gilt auch beim Sitzen: Ein gesundes Mittelmaß ist der Schlüssel. Ich will also keinesfalls das Sitzen an und für sich verteufeln und predigen, dass jeder zwölf Stunden am Tag durch die Gegend gehen und am besten im Stehen schlafen sollte. Es geht vielmehr um ein Umdenken und die Veränderung kleiner Routinen im Alltag.

Wir müssen uns wirklich bewusst über unser Sitzverhalten werden, das sonst ja sehr stark automatisiert abläuft. Jede Sitzgelegenheit ruft in unserem Kopf sofort den Impuls hervor, sich hinzusetzen und zu entspannen. Soziale Situationen sind geprägt vom Sitzen. Sei es in Ämtern, auf Flughäfen, in ärztlichen Wartezimmern oder dem gemütlichen Abend mit Freunden. Die höflichste Art, jemanden willkommen zu heißen, ist es, ihm oder ihr einen Stuhl anzubieten, ihn oder sie zu bitten, es sich bequem zu machen und natürlich das obligatorische Heißgetränk. So sehr die eigene Gesundheit tatsächlich auch Verantwortung jedes Einzelnen ist, so deutlich machen derartige soziale Konventionen, dass eine wirkliche Aktivierung des Alltags, eine Entwicklung vom Homo sedentarius zum Homo activus, nur stattfinden kann, wenn auch auf gesellschaftlicher und politischer Ebene alle an einem Strang ziehen.

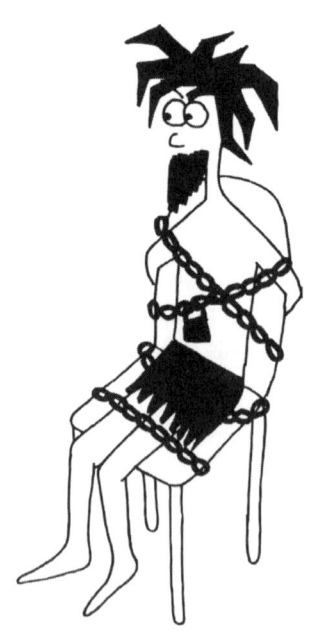

Sitzen ist in Maßen zwar völlig in Ordnung, notwendig und einfach sehr praktikabel, aber der moderne Mensch, der Homo sedentarius, sitzt sich am Ende noch tot. Um uns letztendlich nicht tot zu sitzen, sollten wir uns daher häufiger aus unserer – im wahrsten Sinne des Wortes – Komfortzone bewegen und die Zeit, die wir im Sitzen verbringen, kritisch reflektieren.

Aus gesundheitlicher Sicht sind drei Ziele im Umgang mit unserem Sitzverhalten ganz wesentlich:

1. Weniger Sitzen!
2. Mehr Unterbrechungen!
3. Richtig Sitzen!

1. Ziel: Weniger Sitzen!
Vermutlich gibt es im Alltag von fast jedem von uns Einsparungspotenzial, was die Zeit angeht, die wir im Sitzen verbringen – sei es die Fernsehzeit am Abend, die ständige Fortbewegung mit dem Auto oder die unzähligen Stunden auf dem Bürostuhl. Wie wir bereits erfahren haben, lässt die aktuelle Forschungslage einen klaren Zusammenhang zwischen der Gesamtsitzzeit und dem Risiko für vielerlei Krankheiten bis hin zur Sterberate erkennen. Das heißt für uns: Mit jeder Stunde, die wir nicht im Sitzen verbringen, können wir unserer Gesundheit einen echten Gefallen tun.

Derzeit gibt es zwar noch keine offiziellen Richtlinien oder Empfehlungen, da die Forschung hier einfach noch am Anfang steht, dennoch sollten wir, wann immer sich die Gelegenheit für ein wenig Bewegung bietet, diese am Schopfe packen. Auch wenn viele Jobs ein langes Sitzen am Computer erfordern, gibt es bereits Unternehmen, die mit gutem Beispiel vorangehen. Wie wäre es mit Laufbandtischen, Geh-Meetings, bewegten Pausen und Sportangeboten? Klingt nach Unsinn? Wer es einmal ausprobiert hat, ist sicherlich von den Vorteilen mehr als überzeugt.

Aber auch wenn das eigene Unternehmen vielleicht noch nicht derart fortschrittlich ist, kann man selbst Bewegungspausen einbauen. Auch unser Alltag bietet so viele Möglichkeiten, in Bewegung zu kommen. Ein bisschen Gehen hier, ein wenig Stehen dort und vielleicht ein kleiner Sprint zum Bus, den man sonst rein zufällig verpassen würde – so wird jeder Alltag zur wahren NEAT-Goldgrube.

2. Ziel: Mehr Unterbrechungen!
Die aktuellen wissenschaftlichen Erkenntnisse sprechen dafür, dass neben der gesamten Sitzdauer auch kurze Bewegungspausen und häufige Unterbrechungen des Sitzens gut für unsere Gesundheit sind. Gehören wir also zu den Flohsäcken, die ständig aufspringen und rumwuseln, oder zu den konzentrierten Dauersitzern? Erstere liegen hier klar im Vorteil. Dabei muss die sitzfreie Zeit gar nicht unbedingt mit Sport beziehungsweise sehr anstrengenden Aktivitäten verbracht werden. Auch leichte Bewegungspausen und kleine Spaziergänge scheinen unserem Körper gutzutun. Vor allem nach dem Essen hilft Bewegung, unseren Blutzucker- und Insulinspiegel schnell wieder zu normalisieren und damit der Entstehung von Diabetes entgegenzuwirken. Der gute alte Verdauungsspaziergang hat damit also tatsächlich seine Berechtigung.

Ein sehr ambitioniertes Ziel wäre es, alle dreißig Minuten

aufzustehen, aber selbst jede Stunde wäre schon super. Um ein wenig Bewegung ins Spiel zu bringen, müssen wir keineswegs Kniebeugen oder Liegestütz machen oder uns mit Hampelmännern selbst zu einem machen. Aus gesundheitlicher Sicht ist es schon ein wahrer Meilenstein, eine Runde zu gehen oder ein paar Treppen zu steigen. Klingt machbar, oder?

3. Ziel: Richtig sitzen!

Wenn schon sitzen, dann aber richtig. Menschen, die viel Zeit im Sitzen verbringen, haben häufig auch mit Haltungsproblemen, Verspannungen und Rückenschmerzen zu kämpfen. Während es einerseits natürlich sinnvoll ist, das Sitzen zu reduzieren und zu unterbrechen, können wir jedoch auch durch das richtige Sitzen Abhilfe schaffen.

In vielen Unternehmen kommt regelmäßig eine Dame oder ein Herr vorbei, um sich die Arbeitsplätze anzusehen und die dazugehörenden Arbeitnehmer mit Informationen zur ergonomisch richtigen Ausrichtung des Stuhls, des Tisches und des Körpers zu versorgen. Manchmal finden wir das ganz schön lächerlich, aber die Ergonomie des Arbeitsplatzes spielt in der Tat eine wichtige Rolle für unser körperliches Wohlbefinden.

Tisch- und Stuhlhöhe sollten idealerweise so eingestellt sein, dass Ober- und Unterarme sowie Ober- und Unterschenkel jeweils einen rechten Winkel bilden. Als Nächstes sollte man möglichst den gesamten Bürostuhl ausnutzen, also auch einen Großteil der Oberschenkel ablegen und die Stuhllehne sollte die untere und mittlere Wirbelsäule stützen, am besten mit einer Ausstülpung im Lendenwirbelbereich. Einen

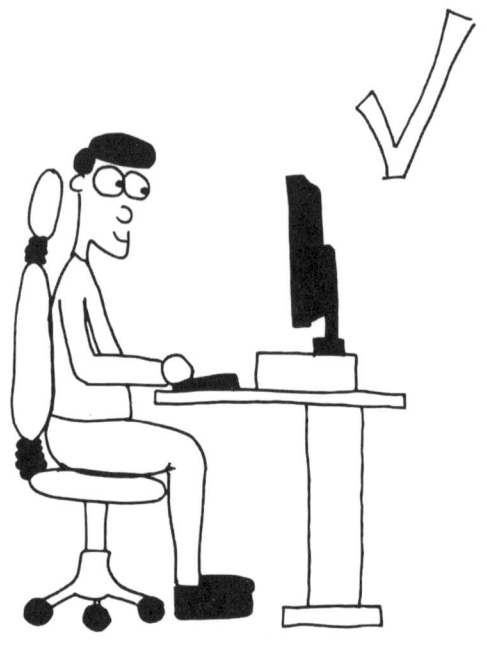

Rundrücken sollte man auf Dauer vermeiden und nach Möglichkeit eher aufrecht sitzen.

Die wichtigste Regel jedoch lautet immer noch: Hauptsache, wir bleiben in Bewegung und wechseln möglichst häufig die Position. Sei es vom Sitzen zum Stehen und Gehen, aber auch beim Sitzen selbst. Dabei ist es völlig okay, auch mal mit krummen Rücken dazusitzen oder entspannt im Bürostuhl zu hängen. Es sollte eine gute Mischung aus Rückenaktivierung, zum Beispiel beim aufrechten Sitzen, und Rückenentspannung, wie etwa beim Anlehnen, sein. Auch regelmäßiges Dehnen und Strecken kann den Rücken entlasten und die Ausrichtung der Wirbel richtig stellen.

Besonders bei Verspannungen im Schulter- und Nackenbereich helfen vor allem regelmäßige Positionswechsel, Strecken und Dehnen. Bei Personen, die viel am Computer arbeiten, sind die Schultern nach vorn eingefallen. Eine Stärkung des Rückens ist in solchen Fällen daher besonders wichtig, um die Brust zu öffnen und die Schultern nach hinten zu bekommen, wo sie eigentlich hingehören.

Abgesehen vom Rücken, tut auch den Beinen langes Sitzen nicht gut. Wie wir bereits gelernt haben, staut sich Blut in den Beinen, was Krampfadern und Thrombosen begünstigen kann. Das ist nicht nur hässlich, sondern eine echte Gefahr für die Gesundheit. Um hier Abhilfe zu schaffen, können wir die Blutpumpen in den Waden aktivieren, indem wir beispielsweise auch im Sitzen auf die Zehenspitzen gehen und so die Waden bewusst anspannen und dann wieder lockerlassen. Schon ein paar Wiederholungen können hier richtig was verändern.

Raus aus der Sitzfalle – so klappt's

Auf dem Weg zu einem aktiven Alltag müssen allerlei Sitz-hürden genommen werden. Da wäre zum Beispiel das be-queme Sofa im Wohnzimmer, das wir mittlerweile so lieb ge-wonnen haben, dass wir uns einen Tag ohne einander kaum noch vorstellen können. Dann ist da noch unser Job, der im-mer mehr Berufstätige in die Knie zwingt und das Auto, in dem wir lieber auf unseren vier Buchstaben unterwegs sind als auf unseren zwei Beinen. Schon früh übt sich, wer auch später im Leben zu den Topsitzern der Gesellschaft gehören möchte. Dabei verbringen die Schüler und Studenten immer mehr Zeit sitzend und lernen nicht nur allerhand Nützliches, sondern auch, wie man den natürlichen Bewegungsdrang in den Griff bekommt. Doch es geht auch anders.

Überhaupt erst einmal ein Bewusstsein für das mögliche gesundheitliche Risiko unseres Verhaltes zu entwickeln, ist der erste Schritt, unser Verhalten auch tatsächlich zu verän-dern. Doch der Mensch ist ein Gewohnheitstier. Diesen Satz hören wir immer wieder an verschiedensten Stellen und in verschiedensten Kontexten. Fakt ist: Es stimmt. Vieles, was wir tun, machen wir nur aus einem Grund: weil wir das näm-lich schon immer so gemacht haben. Wo kämen wir denn da sonst auch hin!

Wir nutzen in Wartezimmern gewohnheitsmäßig die Stühle, um zu warten, wir setzen uns in Bus und Bahn brav hin, bis wir unsere Zielhaltestelle erreicht haben und suchen uns stets einen Parkplatz möglichst nah am Zielort. Eine Gewohnheit ist eine bestimmte Reaktionsweise, die wir über die Zeit entwickelt haben und die uns in gleichartigen Situationen ganz automatisch immer auf dieselbe Art und Weise handeln, denken oder fühlen lässt. In der Vergangenheit haben wir uns irgendwann bewusst für diese Routinen entschieden. Denn für unser Gehirn ist es enorm wichtig, Automatismen und Gewohnheiten aufzubauen. Andererseits wären wir im Alltag häufig überfordert, müssten wir uns ständig Gedanken darüber machen, ob und wie wir frühmorgens Zähne putzen, wie die Kaffeemaschine zu bedienen ist, wo es zu unserer Arbeit geht oder wie man den Computer anschaltet. Entsprechend würden uns Aufmerksamkeit und Konzentration für die wirklich wichtigen Entscheidungen fehlen. Deshalb versucht unser Gehirn, für so viele Situationen wie möglich, feste Schemata anzulegen, dann braucht es sich über diese Sachen schon mal keine Gedanken zu machen. Handelt es sich bei diesen automatisierten Abläufen um gute Gewohnheiten, die mit unseren Zielen übereinstimmen, ist das sehr vorteilhaft. Bei schlechten Gewohnheiten machen es uns Routinen jedoch sehr schwer, unser Verhalten zu verändern.

Viele Gewohnheiten, die unser Bewegungsverhalten betreffen, helfen uns, Energie und Zeit zu sparen. Aus evolutionärer Sicht ist das auch durchaus sinnvoll. Ottfried konnte es sich nicht erlauben, unnötig Energie zu verbrauchen, die ihm dann womöglich bei der nächsten Jagdflaute zum Überleben fehlt. Für uns hat dieser evolutionäre Mechanismus allerdings kaum noch eine Daseinsberechtigung und könnte unserer Gesundheit sogar gefährlich werden.

Gewohnheiten zu durchbrechen und neue aufzubauen, ist gar nicht so einfach. Nach einer Studie britischer Forscher aus dem Jahr 2010 dauert es im Durchschnitt 66 Tage, um ein neues Verhalten zu automatisieren. Die Probanden dieser Studie sollten sich ein Gesundheitsverhalten aussuchen, das sie zur Gewohnheit machen wollten, zum Beispiel mittags ein Stück Obst zu essen oder vor dem Abendessen fünfzehn Minuten zu laufen. Dieses Verhalten sollten sie in den folgenden Wochen möglichst täglich durchführen. Sie protokollierten jeden Tag, ob sie das Verhalten tatsächlich ausgeführt hatten und füllten einen Fragebogen zur Gewohnheitsstärke aus. Die Gewohnheitsstärke gibt an, wie automatisiert ein Verhalten ausgeführt wird, das heißt, wie sehr die Person bewusst daran denken muss, zum Mittag zum Beispiel etwas Obst zu essen, oder ob das ganz von selbst passiert.

Wie lange es dauerte, bis sich eine neue Gewohnheit gebildete hatte, variierte sehr stark zwischen den Probanden. Der Mittelwert lag zwar bei 66 Tagen, die einzelnen Werte schwankten jedoch zwischen 18 und 254 Tagen. Bei einigen der Versuchsteilnehmer dauerte es demnach mehr als acht Monate, ehe sie das neue Verhalten, ohne darüber nachzudenken, zeigten.

Wenn man Gewohnheiten ändern möchte, muss man also ein wenig Geduld mit sich haben und unbedingt am Ball bleiben. Denn die Forscher fanden auch heraus, dass ein Ausrutscher hin und wieder für den Aufbau von Gewohnheiten nicht schlimm ist. Von kleinen Schwächemomenten sollten wir uns daher nicht gleich entmutigen lassen.

Wer nicht allein auf seinen eisernen Willen vertrauen möchte oder kann, für den gibt es einige Strategien und Wege,

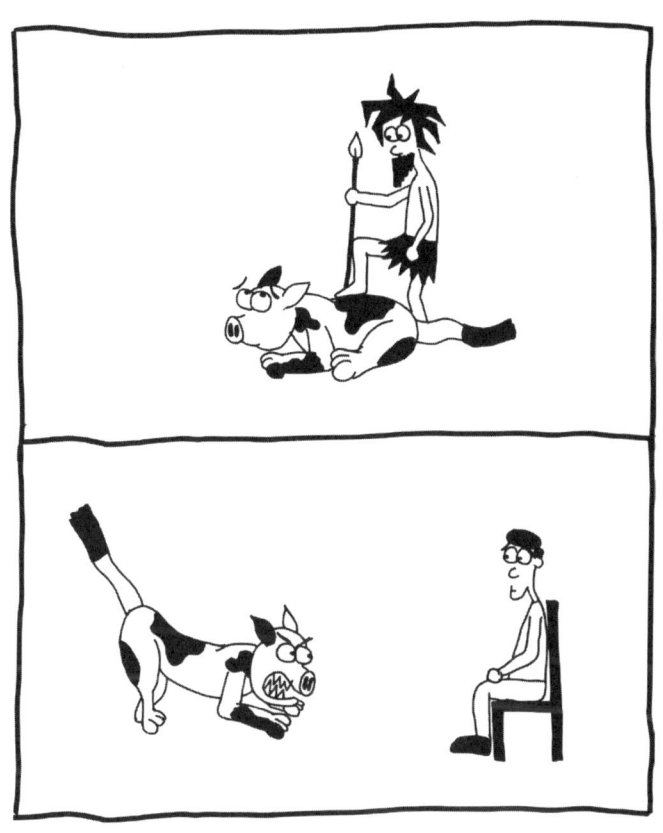

die helfen, den inneren Schweinehund zu überwinden und mehr Bewegung in den Alltag zu bringen. Denn für umfassende Veränderungen reichen die jährlichen Silvestervorsätze meist nicht aus. Die wichtigsten und in der Psychologie am weitesten verbreiteten Strategien werde ich im Folgenden vorstellen. Am Ende des Kapitels finden Sie zudem einen darauf aufbauenden Plan, mit dem Sie Ihre Sitzgewohnheiten in den

Griff bekommen und Ihren inneren Schweinehund zähmen. Die Strategien sind:

- Ziele setzen
- Bewegungsaufforderungen in den Alltag integrieren
- Prinzipien der Verhaltensökonomie anwenden
- Soziale Unterstützung nutzen
- Self-Monitoring betreiben
- Konkret planen

Ziele setzen

Ziele geben unseren Handlungen und Anstrengungen eine Richtung. Sie motivieren und helfen uns, Erfolge zu messen. Das Setzen von Zielen ist eine der bisher wissenschaftlich am besten belegten Motivationsstrategien und kommt mit einer eigenen Theorie, der Zielsetzungstheorie, daher. Diese geht auf Edwin Locke und Gary Latham zurück.

Die beiden Forscher nahmen an, dass das Setzen von Zielen innere Spannungszustände hervorruft, die schließlich Handlungen auslösen. Man kann sich das vorstellen, als wäre man ein Gummiband, das an einem Pfahl – den alten Gewohnheiten – befestigt ist. Wenn wir uns nun Ziele setzen, ist das, als würde jemand an dem Gummiband, also an uns selbst, ziehen. Wir sind dann gespannt zwischen alten Gewohnheiten und neuen Zielen. Wenn das Ziel, also derjenige, der an uns zieht, dann noch ein ausgewachsener Sumoringer und kein kleines Mädchen ist, steht der Zielerreichung fast nichts mehr im Wege.

Damit das Ziel auch wirklich so ein richtig dicker Sumoringer wird, der uns in die neue Richtung zieht, sollten wir zunächst versuchen, dieses Ziel ein bisschen zu optimieren. Nach Locke und Latham sollten Ziele herausfordernd und sehr konkret sein. Auch die regelmäßige Überprüfung der Zielerreichung war Teil ihres Konzepts.

Nach jahrelanger Forschung kamen Locke und Latham zu dem Schluss, dass einmal gesetzte herausfordernde und konkrete Ziele uns mittels vier verschiedener Mechanismen helfen, das gewünschte Verhalten auch tatsächlich auszuführen:

Ziele lenken unsere Aufmerksamkeit

Man muss sich unsere Aufmerksamkeit wie ein Scheinwerferlicht auf einer großen, dunklen Bühne vorstellen. In jedem Augenblick unseres Lebens sind wir mit zahlreichen Eindrücken konfrontiert, die wir niemals alle gleichzeitig aufnehmen und verarbeiten können. Unsere Aufmerksamkeit bestimmt letztendlich, welche Eindrücke wir tatsächlich bewusst wahrnehmen. Ziele können unsere Aufmerksamkeit steuern und unseren Fokus auf zielrelevante Aktivitäten und Themen lenken. Damit verschwinden unwichtige Dinge, die uns von der Zielverfolgung abbringen könnten, einfach im Dunkeln der Bühne. Wenn ich also das Ziel habe, weniger zu sitzen, werde ich meine Aufmerksamkeit bewusst auf Möglichkeiten für Bewegung im Alltag lenken und bequeme Alternativen vielleicht gar nicht erst wahrnehmen.

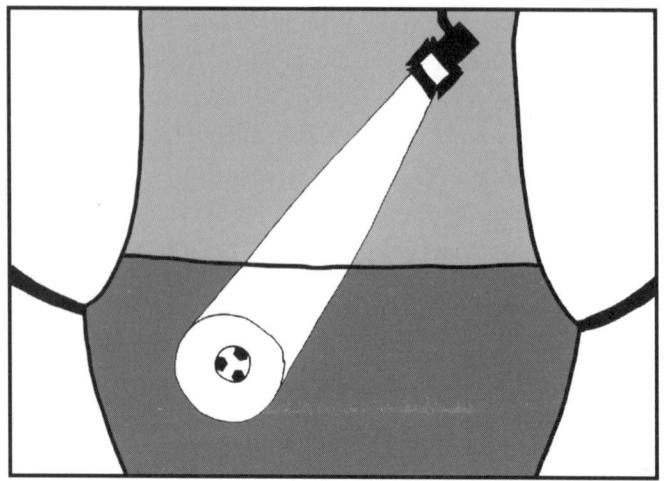

Ziele setzen Energie frei

Ziele haben eine energetisierende Wirkung auf uns. Denn für konkrete Ziele sind wir bereit, Anstrengungen zu unternehmen, an die wir sonst nicht einmal im Traum denken würden. Beispielsweise würden echte Sportmuffel wohl nie auf die Idee kommen, nach dem Aufstehen direkt in ihre Sportklamotten zu schlüpfen und eine Runde um den Block zu drehen. Kommt nun aber das für sie sehr wichtige Ziel hinzu, einige Kilo bis zum Sommer abzunehmen, kann es durchaus vorkommen, dass die Schlummerfunktion beherzt ignoriert wird und die Turnschuhe geschnürt werden.

Ziele erhöhen unsere Ausdauer

Damit einhergehend erhöht das Setzen von Zielen die Ausdauer, mit der wir bestimmten Tätigkeiten und Ak-

tivitäten nachgehen. Auch wenn man mal wieder mehrere Abende in Folge stundenlang vor dem Fernseher ver-
sackt ist, hilft das konkrete Ziel, weniger Zeit im Sitzen
verbringen zu wollen, am nächsten Tag wieder aktiver zu
sein und nicht gleich die Flinte ins Korn zu werfen. Das
Ziel Abnehmen ist hier wieder ein gutes Beispiel. Auch
wenn sich das Gewicht in einer Woche mal nicht reduziert hat, helfen uns Ziele, am Ball zu bleiben und nicht
gleich aufzugeben.

Ziele helfen, sich selbst zu helfen
Zu guter Letzt schlussfolgerten Locke und Latham,
dass Ziele auch die Suche und Nutzung von relevan-
tem Wissen und relevanten Strategien fördern. Wenn
jemand beispielsweise mehr Sport treiben oder ein Six-
pack haben möchte, dann ist das meist Ansporn genug, sich zu diesem Thema zu informieren. Die Person
wird vielleicht nach Sportclubs oder Fitnessstudios in
der Umgebung suchen, sich YouTube-Videos und hilf-
reiche Seiten im Internet anschauen. Und all das wird
häufig erst durch das konkrete Setzen von Zielen in die
Tat umgesetzt.

Insgesamt scheinen Ziele also in vielerlei Hinsicht sehr hilfreich zu sein. Aber wie machen wir Ziele nun so stark, dass sie
uns von unseren alten Gewohnheiten »wegziehen«? Um Ziele
möglichst gut zu formulieren, kann die SMART-Regel ange-
wendet werden. Diese wurde erstmals im Bereich des Managements von Peter Ferdinand Drucker entwickelt. Demnach
können Ziele dann am besten motivieren und eine hohe Ver-

bindlichkeit erzeugen, wenn sie **spezifisch, messbar, attraktiv/anspruchsvoll, realistisch** und **terminiert** sind.

Was heißt das jetzt konkret? Nehmen wir uns das unspezifische Ziel: Ich möchte weniger sitzen. Das ist sehr allgemein gehalten und nicht so wirklich nachprüfbar. So ein Ziel ist schwer zu erreichen, da nicht klar ist, was denn überhaupt genau das Ziel ist und woran man den Erfolg womöglich festmachen kann. Versuchen wir doch, die SMART-Regel aufs Sitzen anzuwenden:

Spezifisch: In welchen Situationen, wann und wo möchte ich weniger sitzen? Bei der Arbeit, in der Freizeit, im Auto? Was will ich stattdessen tun? Ziele sollten möglichst konkret formuliert werden, das heißt zum Beispiel: Ich möchte in meiner Freizeit weniger Zeit auf der Couch vor dem Fernseher verbringen und häufiger mit dem Fahrrad statt dem Auto zur Arbeit fahren.

Messbar: Wie soll der Fortschritt und die letztendliche Zielerreichung überprüft werden? Welche Messinstrumente möchte ich benutzen? Woran mache ich den Erfolg fest? Hierbei geht es darum, das Ziel so zu gestalten, dass es sich auch tatsächlich überprüfen lässt und man eine Vergleichsmöglichkeit hat. Beispielsweise könnte ich sagen, dass ich jeden Tag eine Stunde weniger Zeit vor dem Fernseher verbringen und mindestens zweimal pro Woche mit dem Fahrrad zur Arbeit fahren möchte. Dies kann ich überprüfen, indem ich ein Protokoll führe, wie lange ich jeden Tag vor dem Fernseher verbringe und an welchen Tagen ich das Auto stehen lasse, um mit dem Fahrrad zur Arbeit zu kommen.

Attraktiv/Anspruchsvoll: Die Forschung hat gezeigt, dass Ziele besonders motivierend sind, wenn sie eine gewisse Herausforderung darstellen. Denn dann werden wir auch stolz sein, wenn wir sie tatsächlich erreicht haben. Anspruchsvolle Ziele wecken den Ehrgeiz in uns. Wenn ich nun also das Ziel habe, weniger zu sitzen, dann will ich nicht einfach nur fünf Minuten am Tag weniger sitzen, sondern vielleicht eine halbe, eine ganze oder gar zwei Stunden. Oder wenn ich bisher immer mit dem Auto zur Arbeit gefahren bin, dann sollte es für die Zielerreichung nicht reichen, einmal im Monat das Fahrrad zu benutzen, sondern eher zwei- oder dreimal pro Woche. Wir sollten uns Ziele also in einer herausfordernden Höhe setzen.

Gleichzeitig sollte das Ziel für uns jedoch auch attraktiv sein – wenn ich mir zum Beispiel das Ziel setze, sämtliche Wege nur noch zu Fuß zurückzulegen, dann ist das nicht nur äußerst unrealistisch (siehe nächster Punkt), sondern unter bestimmten Bedingungen – zum Beispiel bei strömendem Regen oder 15 Grad unter Null – auch extrem unattraktiv.

Realistisch: Zu übertriebenen Höhenflügen sollten wir dabei allerdings auch nicht neigen. Hier wird es etwas knifflig, denn Ziele sollten zwar anspruchsvoll sein, aber man sollte auch das Gefühl haben, diese wirklich erreichen zu können. Das Problem bei allzu hochgesteckten Zielen ist, dass schon zu Beginn Zweifel aufkommen und man schnell dazu neigt, sich selbst und damit auch das Ziel aufzugeben. Das heißt: Versuchen Sie, die richtige Mitte aus Herausforderung und Machbarkeit zu finden.

Wichtig dabei ist auch, dass die Voraussetzungen bei jedem

ganz individuell sind und man daher immer für den Einzelfall das passende Ziel finden muss. Ein Arbeitskollege fährt beispielsweise jeden Tag mit dem Rad zur Arbeit. Er wohnt allerdings auch nur drei Kilometer entfernt, während es bei mir schon sechs Kilometer sind. Dementsprechend ist es für ihn viel einfacher, täglich das Fahrrad zu benutzen, als für mich. Jeder Mensch ist natürlich auch unterschiedlich ehrgeizig. Für den einen sind sehr herausfordernde Ziele extrem motivierend, während für den anderen mäßig herausfordernde Ziele, die gut und relativ einfach zu erreichen sind, eher motivieren, weil er das schnelle Erfolgserlebnis braucht. Jeder kennt sich selbst wohl am besten, daher sollten wir ehrlich zu uns sein. Denn nur so können wir Ziele auch möglichst motivierend formulieren.

Terminiert: Zuletzt sollte die Erreichung eines Ziels zeitlich begrenzt sein. Bis wann will ich das Ziel erreicht haben? In welchem Zeitraum möchte ich die Veränderungen umsetzen?

Das kennt vermutlich jeder noch aus der Schule oder von der Arbeit: Aufgaben schiebt man gern möglichst lange vor sich her, wenn sie nicht direkt erledigt werden müssen. Die Präsentation für den lange angekündigten Vortrag, das Referat, für das wir den Termin schon seit Anfang des Jahres kennen, oder die Vorbereitung für die Klausur, die bereits vor zwei Monaten angekündigt wurde – alles bleibt liegen, bis der Zeitdruck uns in den Hintern tritt. Doch wenn wir die Zielerreichung klar in einer nicht zu weit entfernten Zukunft terminieren, erhöhen wir damit die Verbindlichkeit.

Auf der anderen Seite erscheint vor allem die Veränderung von langjährigen Gewohnheiten äußerst abschreckend, wenn diese von jetzt an am besten für immer vollzogen werden soll. Der ein oder andere würde vermutlich in Heulkrämpfen ausbrechen, wenn er von heute an nie wieder Eiscreme, Schokolade oder Chips essen dürfte. Daher ist es sinnvoll, sich etwas Zeit zu geben, um sich an die neuen Umstände zu gewöhnen.

Bewegungsaufforderungen in den Alltag integrieren

Kleine Erinnerungen helfen uns im Alltag, an wichtige Dinge zu denken: Sei es die Eieruhr, die uns mahnt, den Ofen auszustellen, der Zettel in der Küche, mit dem wir uns daran erinnern, bei der Bank anzurufen, oder auch der klassische Knoten im Taschentuch – wer denn überhaupt noch eines hat –, der uns ins Gedächtnis ruft, dass es irgendetwas gab, was wir nicht vergessen wollten. Blöd, wenn man dann vergisst, was dieses Irgendetwas überhaupt war, aber die Idee ist gut. Denn solche kleinen Hinweisreize können wir auch nutzen, um unser Sitz- und Bewegungsverhalten zu verändern, wenn unser Gehirn mal wieder vergisst, daran zu denken.

Wie die aktuelle Forschung zeigt, birgt durchgängiges Sitzen ein zusätzliches gesundheitliches Risiko. Aber während einer wichtigen Arbeit ständig auf die Uhr zu schauen, um nicht zu vergessen, stündlich aufzustehen, wäre dann ja doch eher lästig. Hilfreich kann hier zum Beispiel die altbewährte Eieruhr aus der Küche oder die Alarmfunktion des Handys sein. Einfach im Stundentakt stellen und der halbe Weg zur aktiven Pause ist gemeistert (natürlich nur, wenn Sie nicht gerade in einem Meeting sind). Einige der modernen Fitnesstracker haben übrigens auch eine solche Funktion, die bei zu langem, durchgängigem Sitzen daran erinnert, aufzustehen und aktiv zu werden.

Sie können auch spezifische Hinweisreize für ganz bestimmte Aktivitäten verwenden. Wenn Sie beispielsweise am nächsten Tag mit dem Fahrrad statt dem Auto zur Arbeit fahren wollen, legen Sie sich den Fahrradhelm oder das Fahrradschloss am besten direkt neben Ihr Bett oder auf den Küchentisch. So werden Sie schon beim Aufstehen an Ihr Vorhaben erinnert. Durch die Hinweisreize werden in Ihrem Gehirn bereits die Nervenzellen aktiviert, die mit Ihrem Vorhaben assoziiert sind, ohne dass Sie dies bewusst mitbekommen. In der psychologischen Forschung nennt man das Priming.

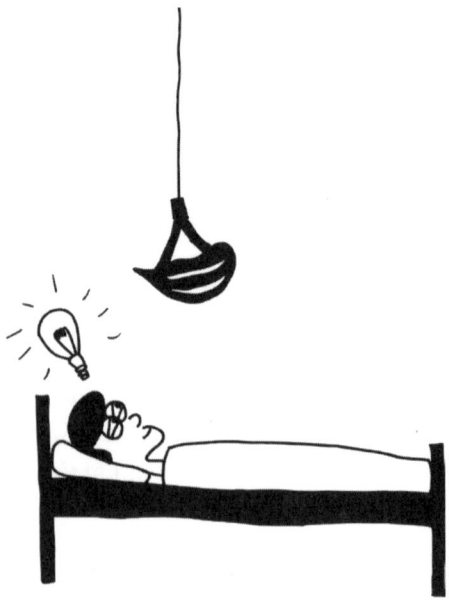

Verhaltensweisen, die vorher durch das Priming schon angeregt wurden, werden im Endeffekt auch mit einer höheren Wahrscheinlichkeit tatsächlich umgesetzt.

Eine etwas spielerische Idee könnte sein, verschiedene Orte oder Dinge in den eigenen vier Wänden mit Post-its zu versehen, auf denen kleine Bewegungsaufforderungen stehen. Jedes Mal, wenn Sie zu dieser Stelle Ihres Zuhauses kommen oder den Gegenstand benutzen, müssen Sie die entsprechende Aktivität durchführen.

Das könnte zum Beispiel so aussehen:
- 3 Kniebeugen, wenn Sie den Kühlschrank öffnen
- 20 Wadenheber, während Sie Ihre Zahnbürste benutzen
- 15 Hampelmänner, bevor Sie den Fernsehen anschalten
- 20 Sit-ups bevor Sie ins Bett gehen

und so weiter …

Sie werden bald merken, dass Sie die Post-its mit der Zeit gar nicht mehr brauchen, sondern ganz automatisch an die

Bewegungsaufforderung denken: Eine neue Gewohnheit hat sich gebildet.

Prinzipien der Verhaltensökonomie

Die Theorie der Verhaltensökonomie habe ich weiter vorn im Buch schon einmal beschrieben, als es um die Frage ging, warum wir überhaupt so viel Zeit im Sitzen verbringen. Die Theorie geht davon aus, dass in Situationen, in denen wir uns mehr oder weniger bewusst entscheiden, ob wir einer körperlich aktiven oder einer sitzenden Beschäftigung nachgehen, der Kosten-Nutzen-Aspekt eine wichtige Rolle spielt.

Im Alltag von vielen von uns ist es so, dass sitzende Tätigkeiten deutlich verfügbarer, attraktiver und mit weniger Hürden verbunden sind als körperlich aktive. Wenn wir also an diesen Stellschrauben drehen, können wir auch unser Bewegungsverhalten verändern. Dabei gibt es vier Ansatzpunkte, die nach Möglichkeit gemeinsam angegangen werden sollten:

- Sitzen weniger leicht verfügbar machen
- Attraktivität des Sitzens reduzieren
- Bewegung leichter verfügbar machen
- Attraktivität von Bewegung erhöhen

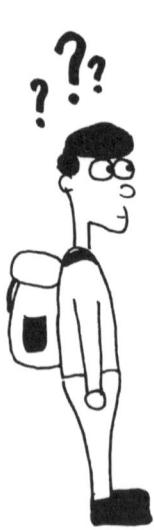
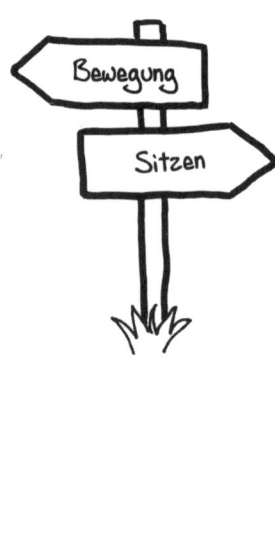

Die Ideen der Verhaltensökonomie scheinen zugegebenermaßen etwas abstrakt und alltagsfern. Einmal in den praktischen Kontext übersetzt, können sie aber wahre Wunder wirken. Doch wie verringert man die Verfügbarkeit von sitzendem Verhalten beziehungsweise wie erhöht man die Hürden? Kopf auf, Regler in die richtige Position bringen und fertig? Ganz so einfach ist es nicht, vielleicht helfen Ihnen die folgenden Beispiele bei der praktischen Umsetzung in Ihrem Alltag.

Sitzen weniger leicht verfügbar machen

Wenn wir den Zugang zu etwas erschweren, werden wir diese Sache wahrscheinlich auch seltener nutzen. Das ist wie mit Süßigkeiten: Wenn überall Schälchen mit Knabbersachen stehen oder die Chipstüte nur einen Handgriff weit entfernt ist, scheint es geradezu unmöglich, der Versuchung zu widerstehen. Dabei gilt: Aus den Augen, aus dem Sinn. Sind die Süßigkeiten im obersten Fach des Küchenschrankes ganz hinten verstaut, überlegen wir sicherlich zweimal, ob wir das Stückchen Schokolade jetzt wirklich brauchen.

In einem kleinen Experiment haben Leonard Epstein und seine Kollegen genau das wissenschaftlich untersucht. Hierzu luden sie männliche, wenig aktive Studenten in ihr Labor ein und baten sie, für zwanzig Minuten Beschäftigungen ihrer Wahl nachzugehen. Es standen sowohl verschiedene körperlich aktive als auch sitzende Beschäftigungen zur Auswahl. Die Probanden konnten sich frei entscheiden, womit sie ihre Zeit verbringen, und auch jederzeit wechseln. Der Clou war nun, dass die Studienteilnehmer vor Beginn des Experiments in vier Gruppen eingeteilt wurden:

- Gruppe 1: Sitzende und aktive Beschäftigungen befanden sich in ein und demselben Raum.
- Gruppe 2: Aktive Beschäftigungen befanden sich in dem Raum, in dem die Teilnehmer starteten. Um sitzenden Beschäftigungen nachzugehen, mussten sie zu einem fünf Minuten entfernten anderen Raum gehen.
- Gruppe 3: Sitzende Beschäftigungen befanden sich in dem Raum, in dem die Teilnehmer starteten. Um aktiven Beschäftigungen nachzugehen, mussten sie zu einem fünf Minuten entfernten anderen Raum gehen.
- Gruppe 4: Sowohl aktive als auch sitzende Beschäftigungen waren einen fünfminütigen Fußweg entfernt.

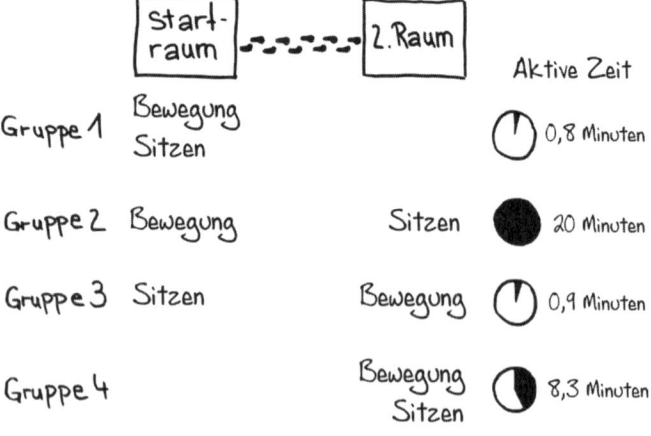

Die Wissenschaftler variierten also die Verfügbarkeit der aktiven und sitzenden Alternativen. Ihre Ergebnisse waren äußerst vielversprechend:

Die jungen Männer, die die aktiven Beschäftigungen unmittelbar vor der Nase hatten, für sitzende Alternativen hingegen den Raum hätten wechseln müssen, verbrachten einfach die ganzen zwanzig Minuten damit, körperlich aktiv zu sein. Und selbst in der Gruppe, in der beide Alternativen mit einem fünfminütigen Gehweg verbunden waren, waren die Studienteilnehmer immerhin über 40 Prozent der Zeit aktiv. Aber wie lässt sich das jetzt aus dem Labor in unseren Alltag übertragen?

Lange Wege im Büro

Falls Sie in einem Büro arbeiten, ist dort vermutlich alles auf Effizienz ausgelegt: Der Mülleimer steht direkt unter Ihrem Tisch, alle Schreibutensilien befinden sich in greifbarer Nähe und das Regal mit den Ordnern erreichen Sie über einen kurzen Rollweg sitzend auf Ihrem Bürostuhl.

Wenn Sie jedoch beschließen, es sich selbst nicht ganz so einfach zu machen, können Sie auf jeden Fall Sitzzeit einsparen und mehr Unterbrechungen in Ihre Schreibtischarbeit bringen. Stellen Sie den Mülleimer also ans andere Ende des Büros, sodass Sie jedes Mal aufstehen müssen, um etwas wegzuwerfen, sofern Sie kein heimlicher Basketballprofi sind. Ordner dürfen nur noch im Stehen aus dem Regal geholt werden, zum Drucken sollten Sie nach Möglichkeit den Drucker wählen, der sich nicht in unmittelbarer Nähe zu Ihrem Büro befindet.

Das Fernsehkonto

Eine andere Strategie, um die Verfügbarkeit von sitzendem Verhalten zu verringern, kennen Sie vermutlich aus eigener Erfahrung – aus Ihrer Kinderzeit oder weil Sie mit Ihrem Nachwuchs ähnliche Regelungen getroffen haben.

Für Kinder und Jugendliche begrenzen Eltern meist die

tägliche Fernseh- oder Computerzeit. Sie können eine ähnliche Einschränkung auch auf Ihr eigenes Verhalten anwenden, indem Sie beispielsweise ein imaginäres Fernsehkonto einführen. Das heißt, Sie haben täglich ein gewisses Zeitkontingent, das Sie sitzend vor dem Fernseher verbringen dürfen. Ein ähnliches Konto ist auch fürs Autofahren, Lesen, am Computer sitzend oder Ähnlichem denkbar, je nachdem, wo Ihre persönlichen Sitzfallen lauern. Derartige Strategien erfordern natürlich auch immer eine gewisse Portion Selbstdisziplin. Doch denken Sie daran, Sie tun das alles für Ihre persönliche Gesundheit. Und vielleicht fällt Ihnen sogar auf, dass Sie mit der gewonnenen Zeit etwas Sinnvolleres anzufangen wissen, als sich vom unterirdischen Primetime-Programm berieseln zu lassen.

Wo kein Stuhl, da kein Sitzen

Etwas radikaler könnte man vorgehen, indem man die Möglichkeit des Sitzens tatsächlich, also physisch beschränkt. Wo keine Stühle sind, können diese auch nicht benutzt werden, richtig? Also warum nicht anstatt des Gymnastikballs oder Heimtrainers den eigenen Stuhl in die hinterste Ecke zwischen Wand und Schrank stellen? Das mag jetzt geradezu unvorstellbar klingen, aber lassen Sie sich kurz auf das Gedankenexperiment ein. Im besten Fall versuchen Sie tatsächlich einfach mal einen Tag lang, die Stühle zu entfernen. Oder wie wäre es sogar mit einem stuhlfreien Tag pro Woche?

Attraktivität des Sitzens reduzieren

Beim Sitzen ist es wie mit dem Essen: Zwar schmecken manche Sachen einfach unfassbar lecker, doch wenn man erst mal

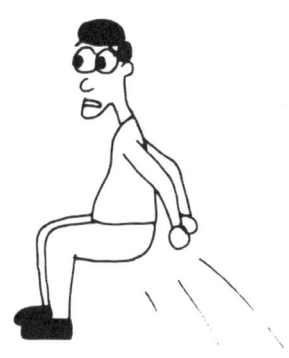

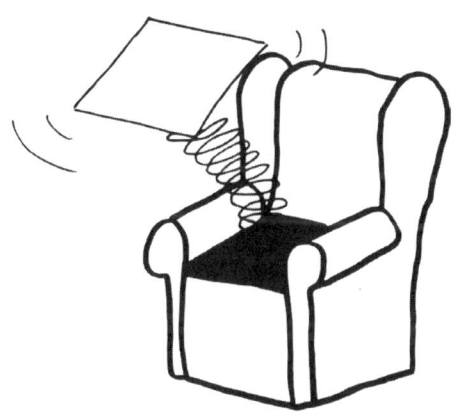

realisiert hat, wie ungesund sie sind, trägt das häufig dazu bei, die Lust an dieser ungesunden Leckerei zu verlieren. Und wenn uns doch ein Fressanfall überkommt, plagt uns danach das schlechte Gewissen.

Seien Sie sich also über die Auswirkungen bewusst, die Ihr Verhalten auf Ihre eigene Gesundheit nimmt. Im Kapitel »Wie uns langes Sitzen krank macht« sind jede Menge Gründe zu finden, die uns auch den Spaß am Dauersitzen vermiesen können. Zur Erinnerung: Menschen, die viel Zeit im Sitzen verbringen, haben ein höheres Risiko für Herz-Kreislauf-Erkrankungen, Übergewicht, Diabetes, schlechte Blutfettwerte, bestimmte Krebsarten und letztlich ein höheres Sterberisiko. Um sich selbst immer wieder daran zu erinnern, könnten Sie beispielsweise die nachfolgende Grafik abmalen und sich motivierend an den Fernseher hängen. Oder greifen Sie beim nächsten Kauf von Sitzmöbeln ganz unkonventionell zu den besonders unbequemen Modellen. Die Kissen auf den harten Holzstühlen kann man ja auch einfach mal weglassen.

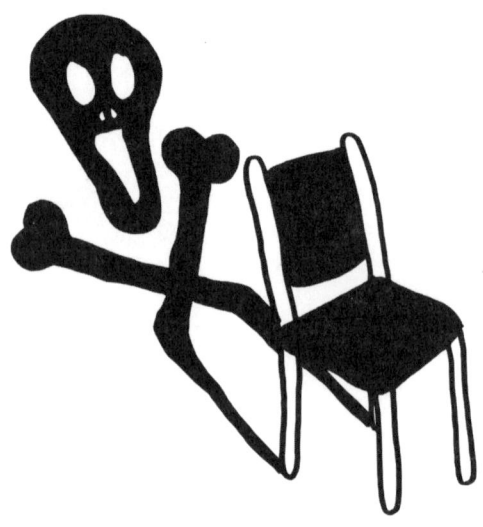

Bewegung leichter verfügbar machen

Zu diesem Punkt könnte man vermutlich ganze Bücher füllen. In Anbetracht der Tatsache, dass körperliche Aktivität im alltäglichen Leben moderner Gesellschaften so gut wie keine Rolle mehr spielt, liegt hier auch das größte Potenzial.

Umdenken: Bewegung ist nicht gleich Sport

Die erste Hürde, die Sie gedanklich nehmen können und sollten, liegt in der falschen Annahme, Bewegung oder körperliche Aktivität wären immer sofort mit Sport gleichzusetzen.

Viele denken bei Bewegung zu allererst an schweißtreibende Übungen, die sie aus der Puste bringen und nach deren Absolvierung sie völlig fertig sind. Natürlich ist auch diese Art Ertüchtigung wichtig, aber es zählen eben auch diverse Alltagsaktivitäten dazu. Erinnern Sie sich an das Bewegungskontinuum: Intensive Aktivitäten sind nur die Spitze des Eisbergs. Leichte bis moderate Aktivitäten lassen sich ohne Probleme in den Alltag integrieren, ohne dass Sie danach erst einmal duschen und sich erholen müssen. Versuchen Sie also zunächst einmal, Ihre gedanklichen Blockaden zu lösen und verstehen Sie körperliche Aktivität als das, was es ist: ein vielfältiges Spektrum.

Wer die Wahl hat, hat die Qual

Stühle und Sitzgelegenheiten begleiten uns durch den ganzen Tag und in allen Lebensbereichen. Wie viele Räume fallen Ihnen ein, in denen Sie sich für gewöhnlich aufhalten und in denen es keine Sitzgelegenheit gibt? Als Erstes denken Sie sicherlich an einen Sportraum, sei es das Fitness- oder Yogastudio, die Schwimmhalle oder die Sporthalle. Wenn wir jetzt nicht ganz pingelig werden, sind das tatsächlich weitestgehend sitzfreie Räume. Aber anknüpfend an den vorhergehenden Punkt, sind das eben auch Räume, in denen wir in erster Linie anstrengenden Aktivitäten nachgehen. Im restlichen Teil unseres Alltags dominieren die Sitzgelegenheiten. Das Problem ist häufig, dass es keine Alternativen dazu gibt. Wenn wir frühmorgens ins Büro gingen und die freie Wahl hätten, ob wir jetzt im Sitzen, Stehen oder Gehen arbeiten wollen, wäre die Wahrscheinlichkeit, nicht den Stuhl zu wählen, viel, viel höher als wenn dieser mit dem Wahlspruch: »Ich bin alternativlos«, daherkommt.

Doch das muss nicht so bleiben. Informieren Sie sich über Möglichkeiten in Ihrem Unternehmen, einen höhenverstellbaren Tisch zu erhalten. In großen Unternehmen werden diese immer häufiger angeboten. Optimal sind die sogenannten Laufbandtische, die ich schon mehrmals angesprochen habe, und an denen Sie sogar gehen und gleichzeitig arbeiten können. Aber auch für Ihr eigenes Zuhause sollten Sie über derartige Alternativen nachdenken. Statten Sie Ihren heimischen Schreibtisch mit einem Gymnastikball aus und überlegen Sie sich kreative Wege, um Aufgaben auch im Stehen oder Gehen erledigen zu können.

Aktive Arbeitsplätze

Für Büroangestellte stellt der Arbeitsplatz eine der größten Sitzfallen dar. Dabei lässt sich auch dieser mit aktiven Arbeitsplätzen, wie Steh- und Laufbandtischen, deutlich bewegungsreicher gestalten. Die meisten Stehtische lassen sich in der Höhe verstellen, sodass die Arbeitnehmer wählen können, ob sie im Sitzen oder Stehen arbeiten und diese Position auch relativ leicht wechseln können. Laufbandtische findet man bisher deutlich seltener, obwohl sie den reinen Stehtischen überlegen sind, weil sie ein höheres Bewegungslevel fordern und langes Stehen eben auch nicht gut ist. Für die Nutzung von Laufbandtischen ist es übrigens keineswegs notwendig, den Hosenanzug gegen Jogginghose und Sportschuhe einzutauschen, um dann einen achtstündigen Marathon zu absolvieren. Im Gegenteil: Die optimale Geschwindigkeit zum Arbeiten liegt bei etwa zwei Kilometern pro Stunde, also langsamer noch als normales Gehen. Man könnte fast sagen: Stehen mit Ausgleichsbewegungen.

Eine Forschergruppe um die belgische Sportwissenschaftlerin Tine Torbeyns hat sich in einer systematischen Übersichtsarbeit verschiedene Untersuchungen zu aktiven Arbeitsplätzen und deren Effekte auf das Bewegungsverhalten, unterschiedliche Gesundheitsindikatoren und die Arbeitsleistung angeschaut. Die Forscher fassten die bisherigen Studien zusammen und kamen zu dem Schluss, dass Personen, die die Möglichkeit hatten, an aktiven Arbeitsplätzen zu arbeiten im Durchschnitt ein bis zwei Stunden pro Acht-Stunden-Arbeitstag weniger saßen als ohne diese Möglichkeit. Zudem steigerten sie ihre körperliche Aktivität und den Energieumsatz während der Arbeitszeit.

Die Bereitstellung aktiver Arbeitsstationen kann auch gesundheitsbezogene Indikatoren positiv beeinflussen, wie etwa den Körperfettanteil, die Cholesterinwerte und den Taillenumfang. Ein weiteres wichtiges Ergebnis der Studie war auch, dass die Arbeitsleistung nicht beeinträchtigt wurde. Das heißt, die Möglichkeit, Büroarbeit auch mal im Stehen oder Gehen zu verrichten, wirkt sich positiv auf unsere Gesundheit aus, ohne dass unsere Arbeit darunter leidet. Was will man mehr?

Und es gibt noch weitere Maßnahmen, mit denen Büroangestellte ihr Bewegungspensum steigern können. Gemeinsame Bewegungspausen wäre nur eine Möglichkeit. Auch Meetings im Gehen, die Möglichkeit, Unterhaltungen mit Kollegen im Stehen oder Gehen zu führen, kleine Fitnessgeräte für den Arbeitsplatz, Informationsveranstaltungen und motivationale Strategien machen bewegte Unternehmen der Zukunft aus.

Gerade die ganz großen Unternehmen wie Facebook, Google und Apple zeigen, wie es geht: Steve Jobs beispielsweise, der Mitbegründer von Apple, führte Gespräche mit Vorliebe während eines kleinen Spaziergangs. Er fand, dass es sich beim Gehen viel besser denken lässt.

Sportgeräte prominent platzieren

Bei vielen Menschen verstauben Sportgeräte meist in dunklen Ecken ihres Zuhauses, sei es im Schrank, auf dem Dachboden oder unter dem Bett. Natürlich hat niemand großartige Lust in dem seltenen Fall, dass sie oder ihn das Bedürfnis überkommt, diese Geräte auch tatsächlich zu nutzen, sie aus der dunklen Ecke hervorzuholen, zu entstauben und anschließend wieder fein säuberlich zu verbuddeln. Da ist das Bedürfnis längst wieder verflogen. Daher rate ich Ihnen unbedingt, Ihre verstaubten Sporthilfen verfügbar zu machen, wo es nur geht. Platzieren Sie beispielsweise den alten Heimtrainer prominent in Nähe eines Fernsehers, ein Terraband in einem Regal im Wohnzimmer oder eine Gymnastik- bzw. Yogamatte stets greifbar hinter der Tür.

Das alles mag noch kein Garant dafür sein, dass Sie die Dinge dann auch tatsächlich benutzen, aber es erhöht die Wahrscheinlichkeit enorm. Denn zum einen können Sportgeräte im Blickfeld als Bewegungsaufforderung fungieren. Zum anderen können Sie, wann immer auch nur der kleinste Funken Motivation in Ihnen aufkeimt, diesen ohne Hürden in tatsächliche Bewegung umsetzen. Sei es, indem Sie auf dem Heimtrainer gemütlich radeln, während Sie Ihre Lieblingsserie schauen, oder Sie ein paar Gewichte heben, um die Zeit zu überbrücken, bis das Wasser auf dem Herd anfängt zu kochen. Es sind wirklich die kleinen Dinge, die letztlich einen aktiven Lebensstil ausmachen. Lassen Sie daher keine Gelegenheit, sei sie noch so klein, ungenutzt, um aktiv zu sein.

Back to the roots

Ein weiterer vielversprechender Ansatz mag im ersten Moment wenig fortschrittlich erscheinen, doch denken wir an Ottfried – er hat uns noch immer so manches voraus, denn im Gegensatz zu uns, wusste er intuitiv, was sein Körper braucht. Daher der Vorschlag von mir: einfach mal ein wenig in der Zeit zurückgehen.

Dabei müssen wir natürlich nicht zum Jäger und Sammler werden, aber wie ich bereits ausführte, benötigen wir für ein Leben in modernen Gesellschaften kaum noch zusätzlich Energie. Es gibt unzählige elektrische Geräte, die uns so gut wie jede körperliche Arbeit abnehmen. Obendrein bringen diese auch noch die Küchenschränke und Anbauwände dieser Welt zum Platzen. Bleibt die Frage, ob wir wirklich jedes dieser Geräte brauchen. Müssen wir vorgeschnippeltes Gemüse kaufen oder den Plätzchenteig von einem Alleskönner von Küchenmaschine vermengen lassen? Muss es das Fertiggericht für die Mikrowelle sein, sodass wir uns die Zubereitung einer Mahlzeit sparen können? Müssen wir uns einen Berg an Klamotten nach Hause liefern lassen, um alles, ohne einen Schritt nach draußen gemacht zu haben, anprobieren zu können und dann den Großteil davon wieder zurückzuschicken? Ich könnte diese Liste noch ewig fortführen, aber der grundlegende Gedankengang dahinter ist vermutlich klar geworden: Es gibt so viele Gelegenheiten, sich auf ganz altmodische Weise schon in den eigenen vier Wänden mehr zu bewegen – man muss sie nur finden.

Erkunden Sie Ihre Umgebung

Körperlich aktiv kann man natürlich nicht nur bei sich zu Hause sein. Auch die Wohnumgebung bietet häufig Möglichkeiten, um in Bewegung zu kommen, doch meist kennen wir diese einfach nur nicht. Daher informieren Sie sich über Vereinsangebote in Ihrer Nähe. Erkunden Sie Ihre Wohnumgebung hinsichtlich schöner Wege zum Spazierengehen oder Joggen. Vielleicht gibt es bei Ihnen in der Nähe frei zugängliche Tischtennisplatten, die Sie für ein kleines Spiel mit Ihrem Partner nutzen können.

Auch Sportbegeisterte können meist mehr aus ihrer Umgebung rausholen als den Asphalt zum Joggen. Bänke, Klettergerüste, Treppen und Co. können spielend leicht als Sportgeräte entfremdet werden, um die Laufstrecke mit ein paar Kraftübungen aufzulockern.

Attraktivität von Bewegung erhöhen

Wie hoch ist wohl die Wahrscheinlichkeit, einer Tätigkeit dauerhaft und regelmäßig aus freien Stücken nachzugehen, die Sie eigentlich unausstehlich finden? 20 Prozent oder 10 Prozent oder doch gleich null? Ich denke, wir sind uns alle einig: Es ist ziemlich unwahrscheinlich. Daher sollten Sport und Bewegung natürlich auch Spaß machen.

Oha, werden Sie jetzt denken, wie soll das denn gehen? Wie bei allen anderen Dingen im Leben gilt auch hier, sich selbst treu zu bleiben. Nein, das heißt nicht, weiterhin und mit gutem Gewissen das heimische Sofa als »Sportgerät« Nummer eins anzuerkennen. Vielmehr geht es darum, dass Sie nicht jedem Trend hinterherrennen müssen, der gerade von all Ihren Freunden und Bekannten zwanghaft ausgeführt wird.

Was macht mir eigentlich Spaß?

Fragen Sie sich einmal ganz offen und ehrlich, was für Sport und körperliche Aktivitäten Sie eigentlich mögen, was Ihnen wirklich gefällt.

Ihre Kumpels gehen vielleicht dreimal pro Woche ins Fitnessstudio, wo sie vor einer riesigen verspiegelten Wand mit schweren Gewichten gegen sich selbst antreten. Ihnen würde es aber viel mehr Spaß machen, an der frischen Luft aktiv zu sein? Ihre Freundinnen treffen sich zweimal die Woche zum Nordic Walking im Park, was für Sie allerdings viel zu langweilig ist? Dann versuchen Sie nicht, Ihren Freunden zuliebe mitzukommen, sondern hören Sie auf das, was Sie wirklich wollen.

Das ist natürlich gar nicht so einfach. Vor allem für ewige Sport- und Bewegungsmuffel kann das eine ziemliche Herausforderung sein. Möglicherweise wissen Sie gar nicht, was Sie mögen, einfach weil Sie sich mit diesem Thema nie auseinandergesetzt haben. Dazu kommt die Unbequemlichkeit der Bewegung, die Sie nun gegen das Sofa eintauschen sollen. Aller Anfang ist schwer. Wie eingangs erwähnt, braucht es im Schnitt 66 Tage, um ein neues Verhalten als Routine in den Alltag zu integrieren. Sobald Sie jedoch erst einmal Feuer gefangen haben, wird sich der Spaß von ganz alleine einstellen. Also gehen Sie einfach den ersten Schritt und schauen, wohin er sie führt.

Viele Vereine, Fitnessstudios und andere Sportkurse bieten kostenlose Probetrainings, bei denen man einen ersten Eindruck vom Angebot bekommt, bevor man die Katze im Sack kauft. Das ist sicherlich eine gute Möglichkeit, um etwas Passendes für sich zu finden. Und sollten Sie sich in der Rolle als Sportler nicht wiederfinden, dann vergessen Sie nicht den wichtigsten aller Leitsätze: Bewegung ist mehr als Sport. Es gibt in der Mittagspause nichts Besseres als einen kleinen Spaziergang an der frischen Luft. Dabei sind Sie aktiv, bekommen den Kopf frei und können sich danach voller Konzentration Ihren Aufgaben widmen.

Das Nützliche mit dem Schönen verbinden

Eine weitere gute Strategie ist es auch, körperliche Aktivität mit anderen positiven Beschäftigungen zu verknüpfen. Das mag anfangs vielleicht ein wenig an Kindertage erinnern, in denen man wenigstens ein Löffelchen vom Spinat oder wenigstens zwei Röschen Rosenkohl essen musste, bevor es die leckeren Fischstäbchen oder Frikadellen gab. Auf unser Sitzverhalten übertragen, könnte das ungefähr so aussehen: Leckeres Essen entspricht unseren Lieblingsbeschäftigungen im Sitzen, Rosenkohl und Co. sind die nervigen sportlichen Betätigungen. Kombinieren wir nun beides miteinander, erhalten wir die perfekte Freizeitgestaltung. Das könnte dann folgendermaßen aussehen:

Treffen mit Kumpels + Fußball spielen = gelungener Nachmittag

Schönes Wetter + Spaziergang = gute Laune

Quatschen mit Freundin + Stadtbummel = super Mädelstag

Bierchen/Cocktail mit Freunden + Darts/Billard/Bowlen = geselliger Abend

Stürmischer Tag + Drachen steigen lassen = viel besser als Decke und Sofa

Werbepause + Gymnastikmatte = sinnvoll genutzte Zeit

Schöner Frühlingstag + Frisbee im Park = aufblühendes Leben

Treffen mit Oma + Enten füttern = Generationsübergreifende Nachmittagsgestaltung

Lieblingsserie + Crosstrainer = aktiver Fernsehabend

Familienabend + aktive Gesellschaftsspiel = jede Menge Spaß

Familienabend + aktive Spiele auf der Spielekonsole = noch mehr Spaß

Moderne Medien machen's möglich

Seit Jahren versuchen Wissenschaftler und Praktiker im Gesundheitsbereich, Kinder und Jugendliche von den Bildschirmen dieser Welt wegzulocken. Vergeblich. Und plötzlich, wie aus dem Nicht, gibt es für die junge Generation nichts Wichtigeres und Spannenderes, als den ganzen Tag durch die Gegend zu rasen. Ironischerweise dank eines Bildschirmspiels. Nach über zehn Jahren steigen die Pokémons wieder aus der Versenkung empor, und das Spiel Pokémon Go verändert alles. Frühere Couch-Potatos tigern kilometerweit durch die Straßen ihrer Stadt auf der Suche nach seltenen Pokémons.

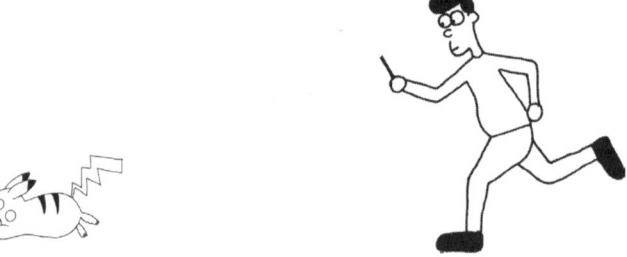

Der technische Fortschritt ist mittlerweile so groß, dass wir nicht mehr an stationäre Bildschirme bei uns zu Hause gebunden sind, sondern kleinere Geräte, insbesondere Smartphones, uns den ganzen Tag über begleiten. Wir können die Welt mit ihnen und durch sie erkunden und erleben. Pokémon Go ist nur ein Beispiel von vielen, wie Technik und moderne Medien den Alltag wieder in Bewegung bringen können. Unter dem Stichwort »Augmented Reality« (zu Deutsch so viel wie »erweiterte Realität«) erfährt der Nutzer von Computern und Smartphones ganze neue Möglichkeiten, mit der Umwelt zu interagieren. Mit Pokémon Go ist da sicherlich noch nicht Schluss.

Vorstellbar ist, dass immer mehr Spiele, auch jene, die eher auf Erwachsene abzielen, mit der computergestützten Erweiterung der Realität die Zocker dieser Welt von den Sofas holen. Wie viel Spaß es macht, selbst Teil eines Videospiels zu werden und in diesem aktiv zu sein, zeigt auch die Erfolgsgeschichte der Spielekonsole Nintendo Wii. Auf einmal konnte man in diversen Sportspielen sein körperliches Geschick unter Beweis stellen und nicht mehr nur seine Fingerfertigkeiten.

Soziale Unterstützung

Wann immer es um Verhaltensänderungen geht, sind Sie gut beraten, wenn Sie andere Personen in Ihr Vorhaben einweihen. Wenn Sie eine andere Person (oder auch mehrere) mit ins Boot holen, kann sich das auf verschiedene Weise positiv auf Ihre Zielverfolgung auswirken.

Die Möglichkeiten der sozialen Unterstützung

1. Der Bewegungspartner: Im besten Falle teilt die andere Person Ihr Vorhaben, dann fällt es deutlich leichter, am Ball zu bleiben. Stellen Sie sich vor, Sie versuchen eine Diät zu machen, während Ihr Partner unverändert abends die Chipstüte rausholt und nachmittags das obligatorische Stück Kuchen zum Kaffee verdrückt. Abgesehen davon, dass man dann schon einmal die Fassung verlieren und ein wenig ausrasten

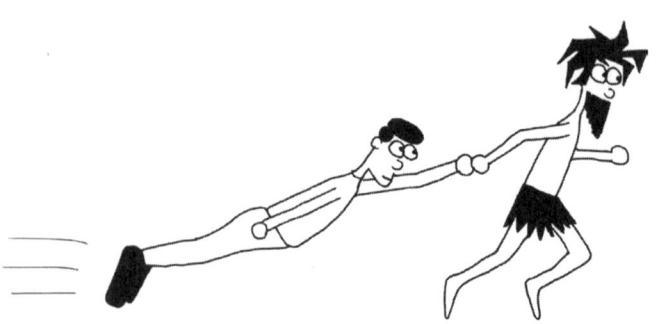

könnte, fällt das Durchhalten gleich doppelt schwer. Doch wenn Ihr Partner die Ernährungsumstellung ebenfalls durchzieht, ist das gar nicht mehr so schlimm, denn geteiltes Leid ist ja bekanntlich halbes Leid.

Genauso funktioniert das natürlich auch bei anderen Gesundheitsverhaltensweisen wie etwa körperlicher Aktivität oder dem Vorsatz, weniger zu sitzen. Wenn nun Ihr Partner hartnäckig darauf besteht, jeden Abend auch weiterhin auf dem Sofa zu verbringen, werden Sie es schwer haben, dem gemütlichen Fernsehabend zu widerstehen. Ist Ihr Partner aber an weniger sitzenden Beschäftigungen, wie etwa gemeinsamem Billard- oder Dartspielen, aktiven Werbepausen oder ähnlichem interessiert, wird die Verhaltensänderung fast schon ein Kinderspiel.

Auch Freunde und Arbeitskollegen können mit Ihnen an einem Strang ziehen. Wohnt beispielsweise ein Arbeitskollege bei Ihnen in der Nähe, können Sie zusammen mit dem Fahrrad zur Arbeit fahren. Oder den täglichen Plausch mit der Freundin könnten Sie auch mit einem Spaziergang verknüpfen. Gemeinsam ist es eben leichter, Veränderungen umzusetzen.

2. Der Herausforderer: Andere Personen können auch zu wahren Motivationsboostern werden, indem Sie mehr oder weniger bewusst in einen Wettstreit miteinander treten. Dabei geht es weniger darum, einen erbitterten Kampf gegeneinander auszufechten, als vielmehr den natürlichen Ehrgeiz zu wecken und diesen zu nutzen, um eben doch noch mal die Extrarunde mit dem Hund zu drehen. Aber Achtung: Wenn Ihr Hund sichtbar an Gewicht verliert und die Beinchen nach fünfzig Metern anfangen zu zittern, haben Sie es wohl etwas übertrieben.

Besonders gut lässt sich solch ein kleiner Wettkampf austragen, wenn das Bewegungsverhalten auch tatsächlich messbar ist (dass das auch in motivationspsychologischer Hinsicht sinnvoll ist, wissen wir von der SMART-Regel). Bei dem Projekt, in dem ich die letzten Jahre gearbeitet habe, haben wir uns genau das zunutze gemacht. Wir haben eine Intervention für Schüler der achten Klasse entwickelt, deren wesentliche Komponente ein Schrittzählerwettbewerb war. Alle teilnehmenden Schüler erhielten Schrittzähler von uns, die sie über zwölf Wochen tragen sollten. Innerhalb dieses Zeitraums gab es drei ausgewählte Wettkampfwochen, in denen die Schüler einer Klasse ihre Schritte sammelten und in Wettstreit mit den anderen teilnehmenden Klassen traten. Die Schüler waren sich einig, dass der soziale Vergleich innerhalb der Klasse und auch mit anderen Klassen wesentlich zu ihrer Motivation beitrug.

Ein kleiner Wettkampf kann auch im Alltag nicht schaden. Beispielsweise könnten Sie einen Schrittzählerwettbewerb auch mit Ihren Arbeitskollegen durchführen oder mit Ihrem Partner darum wetteifern, wer mehr Bewegungspausen während des Fernsehabends umsetzt. Seien Sie kreativ und wecken Sie den Ehrgeiz in sich.

3. Der Kontrolleur: Doch auch wenn die Person, die Sie in Ihr Zielvorhaben einweihen, nicht selbst involviert ist, kann diese Sie zusätzlich motivieren, Ihnen gut zureden und zum Durchhalten animieren.

Das kennt wohl jeder: Man ist in einem Sportkurs, allmählich wird es doch recht anstrengend, also lässt man es etwas gemächlicher angehen. Das Training ist ja schließlich noch lang genug. Und mitten in diesem Gedankengang dreht sich der Trainer um, wirft den Blick auf einen und schwuppdiwupp ist alles wieder da: beste Ausführung der Übung, superschnell, super motiviert und hoch konzentriert. Ja, irgendwie ticken wir dann doch alle gleich.

Jedenfalls brauchen wir genau diesen Trainer auch in unserem Alltag. Denn jetzt müssen Sie sich nicht mehr nur vor sich selbst rechtfertigen, sondern eben auch vor der anderen Person. Das erhöht zusätzlich die Zielbindung und hilft, das eine oder andere Mal mehr, den inneren Schweinehund zu überwinden.

Unterstützung in den sozialen Medien

Auch die sozialen Medien können uns dabei helfen, aktiver zu sein. Sie bieten Gleichgesinnten eine Plattform, um sich auszutauschen, sich für gemeinsame körperliche Aktivitäten zu verabreden, sich Tipps zu geben, wenn Probleme auftauchen und sich gegenseitig zu ermutigen. Gerade wenn das echte Leben keine adäquate soziale Unterstützung bietet: online ist sie häufig zu finden.

Wissenschaftler der Universität in Pennsylvania haben sich diese sozialen Effekte in einer Studie einmal genauer angeschaut. So versuchen heutzutage zahlreiche Institutionen, von Krankenkassen über Fitnessstudios bis hin zum öffentlichen Gesundheitssektor, mit Werbung und Informationen in Sozialen Medien mehr Leute zum Sport zu bewegen – bisher allerdings mit mäßigem Erfolg. Doch warum scheinen diese Bemühungen an dieser Stelle nicht die gewünschte Wirkung zu bringen beziehungsweise wie lassen sich diese wirkungsvoller einsetzen? Die Antwort der amerikanischen Wissenschaftler sind sogenannte »Health Buddies«, also Gesundheitskumpel.

Um dies zu testen, erstellten die Forscher eine Website, über die sich die 217 teilnehmenden Studenten kostenlos für Sportkurse an der Uni anmelden konnten. Dabei gab es drei unterschiedliche Gruppen, denen die Studenten zufällig zugeteilt wurden:

- Einige Studienteilnehmer erhielten zusätzlich motivierende Nachrichten mit Videos und Infografiken, die Fitnesstipps enthielten und die Bedeutung körperlicher Aktivität für die eigene Gesundheit herausstellten.

- Eine andere Gruppe an Teilnehmern erhielt zwar keine derartigen Nachrichten, dafür waren sie Teil eines sozialen Netzwerkes mit jeweils sechs anderen Personen. Studenten dieser sozialen Gruppen kannten sich untereinander übrigens nicht, aber sie wurden über den Fortschritt und die Erfolge der anderen auf dem Laufenden gehalten und erhielten eine Benachrichtigung, wenn sich andere ihrer Gruppe zu Sportkursen anmeldeten.

- Die dritte Gruppe der Studienteilnehmer, die Kontrollgruppe, erhielt weder motivierende Nachrichten noch waren sie

Teil sozialer Netzwerke. Sie hatten lediglich Zugang zu der Website.

Nach dreizehn Wochen konnten die Wissenschaftler klare Unterschiede zwischen den Gruppen erkennen. Während die Gruppe, die motivierende Nachrichten erhielt, anfangs tatsächlich zu mehr Kursen ging als die Kontrollgruppe, flachte dieser Motivationsschub allerdings relativ schnell wieder ab. Am Ende hatten die Nachrichten kaum noch einen Effekt. Im Gegensatz dazu nahm die Gruppe mit den Health Buddies nicht nur an mehr Sportkursen teil, sondern dieser motivierende Effekt verstärkte sich sogar noch im Laufe des Programms. Die positiven sozialen Signale für mehr Bewegung, die die Studienteilnehmer in ihrem sozialen Netzwerk erhielten, schaukelten sich gewissermaßen gegenseitig in die Höhe. Je motivierter der Einzelne war, desto mehr motivierte das die anderen aus der Gruppe, was wiederum neue positive Signale in die Gruppe brachte.

Natürlich sind soziale Einflüsse auf unser Verhalten schon lange bekannt. Eltern können davon sicherlich ein Liedchen singen, wenn ihre Sprösslinge gemeinsam mit ihren Freunden die Schule schwänzen, zu viel Alkohol trinken oder Zigaretten rauchen. Gleiches funktioniert aber eben auch in positiver Richtung. Wenn unsere Arbeitskollegin jeden Tag ein gesundes Mittagessen mit zur Arbeit bringt oder erzählt, wie sie gestern Abend noch in einer Yogastunde war und heute joggen möchte, dann kann uns das selbst dazu motivieren, uns gesünder zu ernähren oder mehr Sport zu treiben. Wir haben das Prinzip weiter vorne schon im Hinblick auf den Bewegungspartner, den Kontrolleur und den Herausforderer kennengelernt. Das Entscheidende an dieser Studie ist aber, dass sozialer Einfluss auch über soziale Netzwerke funktioniert, wenn sich die Gruppenmitglieder untereinander nicht einmal persönlich kennen.

Self-Monitoring

Natürlich ist es gut, jemanden zu haben, der einem auf die Finger schaut. Das können wir aber auch selbst tun. In der Psychologie stellt – neben der Zielsetzung und der sozialen Unterstützung – die Förderung des sogenannten Self-Monitorings, also der Selbstüberwachung, eine der wichtigsten Strategien zur Verhaltensänderung dar.

Die Möglichkeiten des Self-Monitorings

Der Begriff Self-Monitoring wurde in den 1970er-Jahren geprägt. Eine der Schlüsselfiguren war der amerikanische Psychologe Mark Snyder. Er interessierte sich für Unterschiede zwischen Personen hinsichtlich ihrer Selbstkontrolle beim Ausdruck von Emotionen. Während manche Personen immer der Situation angemessen reagieren, selbst wenn sie sich innerlich anders fühlen, tragen andere Personen regelrecht ihr Herz auf der Zunge. Für Snyder war Self-Monitoring daher eine Eigenschaft von Personen. Diejenigen, mit hoher Fähigkeit zum Self-Monitoring, sind besonders aufmerksam gegenüber den emotionalen Ausdrücken und dem Verhalten anderer. Sie nutzen diese Hinweise, um sich selbst zu beobachten und das eigene Verhalten, sprich auch den emotionalen Ausdruck, entsprechend anzupassen. Generell stellt Self-Monitoring die Fähigkeit einer Person dar

1) das eigene Verhalten oder die eigenen Emotionen zu beobachten und sich darüber bewusst werden zu können und

2) das eigene Verhalten kontrollieren zu können.

Es gibt unzählige Studien, die zeigen konnten, dass allein das Beobachten und Reflektieren des eigenen Verhaltens eine ziemlich wirkungsvolle Strategie zur Verhaltensänderung ist.

Stellt sich jetzt natürlich die Frage, wie uns diese durchaus wertvollen Informationen dabei helfen können, der Sitzfalle zu entkommen. Haben all diejenigen, die nicht ohnehin ständig damit beschäftigt sind, sich selbst zu beobachten, zu überwachen und zu kontrollieren, jetzt schlichtweg Pech gehabt? Oder muss sich jetzt jeder eine Drohne kaufen und Big-Brother-Kameras in seiner Wohnung installieren, um volles Bewusstsein über das eigene Verhalten zu erlangen? Diese Vorschläge sind natürlich maßlos überzogen. Und glücklicherweise kann man Self-Monitoring nicht nur trainieren, sondern auch mit Hilfsmitteln fördern.

Tatsächlich ist die Aufnahme – sei es in Ton, Bild oder bewegtem Bild – eine der einfachsten und effektivsten Methoden, um uns das eigene Verhalten vor Augen zu führen. Wenn sich jemand beispielsweise darüber wundert, dass er oder sie Schwierigkeiten hat, mit anderen ins Gespräch zu kommen, können Videoaufnahmen zeigen, dass diese Person in sozialen Situationen eine eher abweisende und in sich gekehrte Körpersprache an den Tag legt, was er oder sie vorher gar nicht wusste. Beim Betrachten dieser Aufnahmen wird aber genau das deutlich, und die Person kann nun versuchen, das eigene Verhalten in zukünftigen Situationen bewusst zu steuern. Oder jemand möchte seine Qualitäten als Redner verbessern. Zuhörer finden es eventuell störend, wie häufig die Person »Ähm« sagt (das kennen wohl viele von uns). Der Redner selbst bekommt das aber vor lauter Aufregung und Konzentration während seiner Vorträge gar nicht mit. Eine simple Audioaufzeichnung kann helfen, genau diese Macke aufzudecken und in Zukunft zu verändern. Externe Aufnahmen unseres eigenen Verhaltens geben uns also eine Rückmeldung, mit der wir uns auseinandersetzen können und die unser Verhalten wesentlich beeinflussen kann.

Eine weitere Möglichkeit, Self-Monitoring zu fördern, ist das Ausfüllen von Protokollen oder Tagebüchern aller Art, da diese uns dazu zwingen, das eigene Verhalten zu reflektieren und nachzuverfolgen. Ernährungstagebücher werden zum Beispiel häufig eingesetzt, wenn es darum geht, das Essverhalten gesünder zu gestalten. In einer ganzen Reihe von Studien konnte das Führen eines Ernährungstagebuchs mit dem Abnehmerfolg in Verbindung gebracht werden.

Wiederum eine andere Möglichkeit ist, jede gegessene Mahlzeit vor dem Verzehr zu fotografieren. Der Vorteil dabei ist, dass das Essverhalten nicht erst im Rückblick reflektiert wird, sondern noch bevor die eigentliche Essentscheidung stattfindet. Das Self-Monitoring wird also in der tatsächlichen Situation gefördert. Das ist ziemlich sinnvoll, denn häufig nehmen wir ganz unbewusst Snacks und kleine Zwischenmahlzeiten zu uns, ohne es wirklich mitzubekommen: hier ein Gummibärchen vom Schreibtisch des Arbeitskollegen, da ein Schokoriegel aus dem Automaten oder dort ein Vanille-Latte vom Bäcker um die Ecke.

Tagebücher und Protokolle eignen sich besonders gut, um langfristige Verläufe festzuhalten. Durch regelmäßiges Protokollieren des eigenen Körpergewichts oder der Rundenzeit für die 400-Meter-Strecke auf der Laufbahn lassen sich Erfolge und Misserfolge im zeitlichen Verlauf grafisch darstellen. Bleiben die erhofften Erfolge aus, lohnt es sich, das Ernährungsverhalten oder das Trainingsprogramm zu überdenken.

Da wir Menschen aber in der Regel ziemlich faul sind und es gern bequem mögen, stellt das Ausfüllen von Protokollen und Tagebüchern immer auch eine gewisse Hürde dar. Man muss schon etwas Motivation mitbringen, um über einen längeren Zeitraum am Ball zu bleiben. An dieser Stelle ist daher die moderne Technik ein echter Segen. Dank Smartphones, Schrittzählern, Aktivitätstrackern und Co. können wir unser Bewegungsverhalten nachverfolgen, ohne selbst groß tätig zu werden.

Dabei können GPS-Tracker noch mehr. Trockene Alkoholiker können beispielsweise Bars und Kneipen, in denen sie früher häufig getrunken haben, markieren, sodass ihr Handy ein Signal abgibt, wenn sie sich diesen Orten nähern. Diabetiker können mit implantierten Mikrochips kontinuierlich ihren Blutzuckerspiegel messen lassen. Fällt oder steigt dieser in einen gefährlichen Bereich, gibt das Gerät Rückmeldung und Handlungsanweisungen. Und die Vermessung des Selbst geht noch weiter. Mittlerweile gibt es kleine Geräte, mit denen sich nicht nur der Blutzuckerspiegel, sondern auch die Herzfrequenz, der Blutdruck, unser Schlafverhalten und andere körperliche Werte immer und jederzeit beobachten lassen.

Schauen wir doch einfach mal, wie wir einige Strategien des Self-Monitorings nutzen können, um unser Sitz- und Bewegungsverhalten zu verbessern. Aktivitätstracker in Form von Schrittzählern, Armbändern oder Smartphones sind sicherlich die einfachste Methode. Sie können im Verlauf des Tages gute Dienste leisten. Wenn wir beispielsweise am Nachmittag sehen, dass heute erst 5000 Schritte auf dem Schrittekonto sind, das Tagesziel aber bei 10 000 liegt, können wir entweder die blöde Technik verfluchen oder diese Rückmeldung nutzen, um unseren Hintern vom Sofa zu bewegen und eine Extrarunde durch den Park zu gehen. Verfolgen wir unser Sitzverhalten über einen längeren Zeitraum, helfen uns Protokolle und Aktivitätstracker bei der Überprüfung der Zielerreichung. Habe ich es in den letzten Monaten tatsächlich geschafft, dreimal pro Woche mit dem Fahrrad zur Arbeit zu fahren oder zwei fernsehfreie Abende zu verbringen? Oder habe ich mich in der letzten Woche täglich gesünder ernährt als noch in der Woche zuvor? Wenn wir ein uns gestecktes Ziel überprüfen können und dieses erreichen, ist das wiederum zusätzlicher Ansporn, am Ball zu bleiben und uns gegebenenfalls neue Ziele zu stecken.

Auch wenn in jüngster Zeit kritische Stimmen zum allgegenwärtigen Self-Tracking laut werden, die vor allem auf die datenschutzrechtlichen Aspekte hinweisen, sind die neuen Technologien äußerst hilfreich. Self-Monitoring beziehungsweise regelmäßige Rückmeldungen zum eigenen Verhalten haben eine wichtige Steuerungsfunktion, die wir uns unbedingt zunutze machen sollten. Allerdings sollten wir es mit der Selbstüberwachung eben auch nicht übertreiben. Denn ständige Rückmeldungen zu unserem Körper und unserem Verhalten können uns ziemlich stressen. Insbesondere, wenn wir uns zu sehr auf die Messwerte fokussieren und dabei nicht mehr auf den Rest des Körpers hören. Wie immer gilt: alles in Maßen.

Das eigene Sitzverhalten messen

In der Wissenschaft gibt es verschiedene Methoden, wie der Aktivitätsgrad von Menschen gemessen werden kann. Grundsätzlich unterscheidet man zwischen objektiven und subjektiven Messverfahren. Zu den objektiven Verfahren zählen neben den zuvor bereits angesprochenen Akzelerometern (Beschleunigungsmesser) und Schrittzählern auch sogenannte Inklinometer (Neigungsmesser) oder Pulsfrequenzmesser. Bei den subjektiven Erfassungsmethoden handelt es sich häufig um Fragebögen, Interviews oder detailliertere Verhaltensprotokolle.

Beide Arten der Messung haben Vor- und Nachteile. Subjektive Messverfahren sind kostengünstiger, und es lässt sich auch erfassen, womit wir unsere sitzende Zeit füllen, also zum Beispiel Fernsehen oder Lesen. Im Gegensatz dazu sind objektive Messungen genauer und lassen auch bestimmte Aktivitätsmuster erkennen wie etwa die Anzahl der Unterbrechungen. Die in der Forschung häufig eingesetzten Akzelerometer sind jedoch nicht ganz günstig und es braucht einige Erfahrung, um mit den entstandenen Daten auch wirklich etwas anfangen zu können. Mittlerweile gibt es auch zahlreiche Fitnesstracker für den Allgemeingebrauch, die größtenteils ebenfalls Beschleunigungssensoren verwenden. Die meisten von diesen Trackern und deren Apps sind aber ganz klar auf die Messung und Analyse Ihres Bewegungsverhaltens ausgelegt und nicht auf das Sitzen.

Um einen ersten Eindruck vom eigenen Sitzverhalten zu bekommen, ist der Einsatz eines kurzen Sitzprotokolls bestens geeignet. Wichtig ist dabei vor allem: Seien Sie ehrlich zu sich selbst und machen Sie die Angaben so genau wie möglich. Versuchen Sie für ein oder sogar zwei »normale« Wochen am Ende eines jeden Tages oder jeden zweiten Tages aufzuschreiben, wie viel Zeit Sie mit verschiedenen sitzenden Beschäftigungen verbracht haben. Im Kapitel »Ihr persönlicher Weg aus der Sitzfalle« finden Sie eine Vorlage für die ersten Tage.

Wenn Sie Ihr Sitzverhalten noch etwas genauer unter die Lupe nehmen wollen und auch kleinere Veränderungen nachvollziehen möchten, empfehle ich Ihnen ein etwas aufwendigeres Verfahren. Das Prinzip entspricht dem zuvor beschriebenen Sitzprotokoll, allerdings sind die zeitlichen Einheiten deutlich kürzer, was die Genauigkeit der Angaben erhöht. Es ist nämlich schwieriger, als man denkt, die Zeit, die man am Tag mit bestimmten Aktivitäten verbringt, am Abend richtig zu schätzen und zusammenzufassen. Hilfreich ist es auf jeden Fall, den Tag vor dem geistigen Auge noch einmal Revue passieren zu lassen. Dennoch werden sich ein paar Fehler einschleichen. Wenn Sie aber beispielsweise im Dreistundentakt oder vormittags, nachmittags und abends die vergangenen Aktivitäten reflektieren, sind die Erinnerungen noch frischer, und es wird Ihnen leichter fallen, sich an alles zu erinnern. Die Zeitabschnitte sollten jedoch nicht zu klein gewählt werden und Ihren natürlichen Tagesablauf nicht behindern. Generell gilt: Versuchen Sie, sich so »normal« wie möglich zu verhalten. Auch das ist nicht ganz leicht, wird Ihnen aber bei der ehrlichen und realistischen Beurteilung Ihres Verhaltens sowie dessen Veränderungen helfen.

Falls Sie an einem umfassenden Bild Ihres Bewegungsverhaltens interessiert sein sollten beziehungsweise schon lange darüber nachdenken, Ihre sportliche Aktivität zu steigern, können Sie natürlich auch moderate und intensive körperliche Aktivitäten in das Protokoll aufnehmen. Zum Beispiel können Sie erfassen, wie viel Zeit Sie mit Aktivitäten verbracht haben, die Ihren Herzschlag beschleunigt oder Sie ins Schwitzen gebracht haben. An dieser Stelle können dann auch die besagten Fitnesstracker hilfreich sein.

Am Ende dieses kleinen Selbstversuchs sollten Sie nun eine durchschnittliche Anzahl an Minuten oder Stunden haben, die Sie täglich mit sitzenden Beschäftigungen verbringen. Vielleicht konnten Sie auch Bereiche identifizieren, die für Ihre Sitzdauer besonders relevant sind. Wenn Sie zum Beispiel einen Bürojob haben, wird der Bereich Arbeit einen großen Anteil Ihrer Gesamtsitzzeit ausmachen. Solche Bereiche bieten logischerweise besonders viel Raum für Veränderungen, sind aber vielleicht nicht immer die, die sich am besten verändern lassen. Auf jeden Fall haben Sie nun einen guten Überblick über Ihr aktuelles Sitz- und/oder Bewegungsverhalten.

Konkret planen

Je konkreter ein Vorhaben formuliert ist, desto wahrschein-
licher wird es auch tatsächlich umgesetzt. Die psychologische
Forschung hat ganz klar gezeigt, dass es eine deutliche Diskre-
panz zwischen dem Vorhaben für bestimmte Zielhandlungen
und deren tatsächlicher Umsetzung gibt. In der Fachsprache
heißt das intention-behavior-gap, also Intentions-Verhaltens-
Lücke. Fasst man eine Reihe wissenschaftlicher Studien zusammen, wird deutlich, dass Absichten oder Pläne nur etwa
28 Prozent der Varianz im Verhalten erklären. Würde man
nämlich davon ausgehen, dass jede Absicht auch in einem
tatsächlichen Verhalten mündet, müsste diese Zahl 100 Prozent betragen. Davon ist die Realität jedoch weit entfernt. Das
heißt, viele Dinge, die wir uns vornehmen, setzen wir im Endeffekt nie um.

Im Unterschied zu einfachen Zielintentionen (»Ich möchte mehr Sport treiben!«) beschrieb der deutsche Motivations-
psychologe Peter Gollwitzer eine andere Art von Intention,
die die Wahrscheinlichkeit, dass das beabsichtigte Verhalten auch wirklich ausgeführt wird, deutlich erhöht: die Im-
plementierungsintention. Während Zielintentionen lediglich, wie der Name schon sagt, das Ziel definieren, geht es bei
Implementierungsintentionen darum, auch das Wann, Wo
und Wie der Zielerreichung zu benennen.

Gollwitzer beschreibt die allgemeine Form von Implementierungsintentionen wie folgt: »Wenn Situation X ein-
tritt, werde ich das Verhalten Y ausführen.« Hierdurch er-
zeugt man Hinweisreize im Gedächtnis, die eben schon auf
dem Weg zum Ziel und nicht erst bei dessen Erreichung ak-

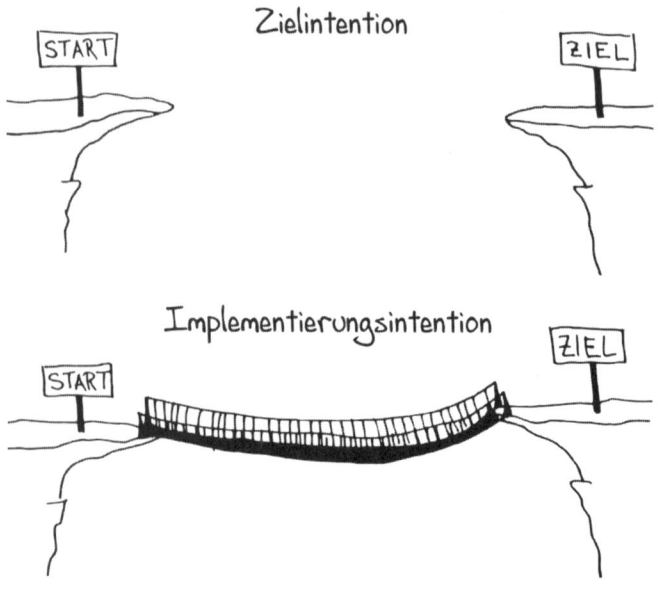

tiviert werden. Das heißt, wenn ich die Implementierungs-
intention habe, dass ich jeden Dienstag nach der Arbeit direkt zum Sport fahre (»Wenn Dienstag ist und ich Feierabend
habe (X), dann fahre ich direkt zum Sport (Y)«), werde ich
mir jeden Dienstag nach Feierabend diese Intention und
damit auch mein Ziel in Erinnerung rufen. Durch Implementierungsintentionen wird der Weg zum letztlichen Ziel kon-
kretisiert, wodurch wir viel häufiger in bestimmten Situationen daran erinnert werden.

Für Sie gilt nun also: Beziehen Sie in Ihren Überlegungen
zur Zielerreichung konkrete Situationen ein und legen Sie ein
konkretes Verhalten fest in Form eines Wenn-Dann-Satzes.
Dies wird Ihnen helfen, Ziele und Intentionen auch tatsächlich in Verhalten umzusetzen.

Sinnvoll ist es in diesem Zusammenhang auch, sich mögliche Ereignisse oder Umstände zu überlegen, bei denen wir wahrscheinlich Schwierigkeiten haben, unser Ziel zu verfolgen. Haben wir uns beispielsweise vorgenommen, regelmäßig mit dem Fahrrad zur Arbeit zu fahren, kann uns schlechtes Wetter einen Strich durch die Rechnung machen beziehungsweise es kommt uns ganz gelegen, weil wir dann eine Ausrede haben, lieber mit dem Auto zu fahren, ganz nach dem Motto: »Ich hätte ja wirklich gern das Fahrrad benutzt, aber leider sah es ganz verdächtig nach Regen aus.« Andere Gründe oder auch Ausreden genannt, die möglicherweise zum Sitzen verleiten, sind ein gutes Fernsehprogramm, Müdigkeit, Faulheit, fehlende Zeit und so weiter. Manche treffen für Sie vielleicht mehr zu als andere. Sie sollten sich bereits vorher damit auseinandersetzen und überlegen, wie Sie mit solchen Hürden umgehen. Es läuft etwas Gutes im Fernsehen? Dann seien Sie während des TV-Guckens ein wenig aktiv. Ihre Faulheit steht Ihnen allzu oft im Weg? Suchen Sie sich kräftige Unterstützung von anderen, die Sie mitreißen können. Sie haben das Gefühl, einfach nicht genug Zeit zu haben? Alltagsbewegungen lassen sich in jeden Tagesablauf einbauen. Auch eine gute Vorausplanung kann helfen, die Zeit besser zu nutzen.

Ihr persönlicher Weg aus der Sitzfalle

Wir haben viel über mögliche Wege zur Veränderung des eigenen Sitzverhaltens gelernt. Jetzt sind Sie dran!

Zunächst einmal verschaffen wir uns einen Überblick über Ihre derzeitigen Sitzgewohnheiten. Füllen Sie für die nächsten fünf bis sieben Tage abends das nachfolgende Sitzprotokoll aus. Tragen Sie für jede der angegebenen Beschäftigungen im Sitzen oder Liegen (außer Schlafen) ein, wie lange Sie diesen insgesamt nachgegangen sind. Seien Sie dabei ehrlich zu sich selbst, versuchen Sie die Zeit möglichst genau zu schätzen und verhalten Sie sich so normal wie möglich.

Tag 1

Datum:	Stunden	Minuten
Fernsehen, DVDs oder Filme/Serien online ansehen		
Andere Beschäftigungen am Computer/Tablet (in der Freizeit)		
Sitzen bei der Arbeit		
Sitzen in Bus, Bahn oder Auto		
Soziale Freizeitaktivitäten im Sitzen (z. B. Freunde treffen, Kino, telefonieren)		
Lesen oder kreative Hobbys im Sitzen		
Sonstige im Sitzen/Liegen verbrachte Zeit (außer Schlaf)		

Tag 2

Datum:	Stunden	Minuten
Fernsehen, DVDs oder Filme/Serien online ansehen		
Andere Beschäftigungen am Computer/Tablet (in der Freizeit)		
Sitzen bei der Arbeit		

	Stunden	Minuten
Sitzen in Bus, Bahn oder Auto		
Soziale Freizeitaktivitäten im Sitzen (z. B. Freunde treffen, Kino, telefonieren)		
Lesen oder kreative Hobbys im Sitzen		
Sonstige im Sitzen/Liegen verbrachte Zeit (außer Schlaf)		

Tag 3

Datum:	Stunden	Minuten
Fernsehen, DVDs oder Filme/Serien online ansehen		
Andere Beschäftigungen am Computer/Tablet (in der Freizeit)		
Sitzen bei der Arbeit		
Sitzen in Bus, Bahn oder Auto		
Soziale Freizeitaktivitäten im Sitzen (z. B. Freunde treffen, Kino, telefonieren)		
Lesen oder kreative Hobbys im Sitzen		
Sonstige im Sitzen/Liegen verbrachte Zeit (außer Schlaf)		

Tag 4

Datum:	Stunden	Minuten
Fernsehen, DVDs oder Filme/Serien online ansehen		
Andere Beschäftigungen am Computer/Tablet (in der Freizeit)		
Sitzen bei der Arbeit		

	Stunden	Minuten
Sitzen in Bus, Bahn oder Auto		
Soziale Freizeitaktivitäten im Sitzen (z. B. Freunde treffen, Kino, telefonieren)		
Lesen oder kreative Hobbys im Sitzen		
Sonstige im Sitzen/Liegen verbrachte Zeit (außer Schlaf)		

Tag 5

Datum:	Stunden	Minuten
Fernsehen, DVDs oder Filme/Serien online ansehen		
Andere Beschäftigungen am Computer/Tablet (in der Freizeit)		
Sitzen bei der Arbeit		
Sitzen in Bus, Bahn oder Auto		
Soziale Freizeitaktivitäten im Sitzen (z. B. Freunde treffen, Kino, telefonieren)		
Lesen oder kreative Hobbys im Sitzen		
Sonstige im Sitzen/Liegen verbrachte Zeit (außer Schlaf)		

Tag 6

Datum:	Stunden	Minuten
Fernsehen, DVDs oder Filme/Serien online ansehen		
Andere Beschäftigungen am Computer/Tablet (in der Freizeit)		
Sitzen bei der Arbeit		

	Stunden	Minuten
Sitzen in Bus, Bahn oder Auto		
Soziale Freizeitaktivitäten im Sitzen (z. B. Freunde treffen, Kino, telefonieren)		
Lesen oder kreative Hobbys im Sitzen		
Sonstige im Sitzen/Liegen verbrachte Zeit (außer Schlaf)		

Tag 7

Datum:	Stunden	Minuten
Fernsehen, DVDs oder Filme/Serien online ansehen		
Andere Beschäftigungen am Computer/Tablet (in der Freizeit)		
Sitzen bei der Arbeit		
Sitzen in Bus, Bahn oder Auto		
Soziale Freizeitaktivitäten im Sitzen (z. B. Freunde treffen, Kino, telefonieren)		
Lesen oder kreative Hobbys im Sitzen		
Sonstige im Sitzen/Liegen verbrachte Zeit (außer Schlaf)		

Im zweiten Schritt geht es nun darum, Ziele zu formulieren. Das zuvor von Ihnen ausgefüllte Sitzprotokoll hilft dabei, die Bereiche zu identifizieren, die Sie verändern wollen. Zur Zielsetzung wenden wir die SMART-Regel an.

	Leitfragen	Persönliche Notizen
Spezifisch	In welchen Situationen möchte ich weniger sitzen? Welche Gewohnheiten verändern?	
Messbar	Woran mache ich meinen Fortschritt fest? Wie messe ich die Zielerreichung?	
Anspruchsvoll	Wie mache ich mein Ziel herausfordernd und attraktiv?	
Realistisch	Kann ich mein Ziel wirklich erreichen?	
Terminiert	Bis wann möchte ich die Verhaltensänderung umgesetzt haben?	

Gut, jetzt wissen Sie, wo Sie stehen und wo Sie hinwollen. Kümmern wir uns nun darum, was Sie auf Ihrem Weg unterstützen kann. Erinnern wir uns doch noch einmal an die Strategien, die wir im letzten Kapitel erarbeitet haben:

- Bewegungsaufforderungen in den Alltag integrieren
- Prinzipien der Verhaltensökonomie anwenden:
  - Sitzen weniger leicht verfügbar machen
  - Attraktivität des Sitzens reduzieren
  - Bewegung leichter verfügbar machen
  - Attraktivität von Bewegung erhöhen
- Soziale Unterstützung nutzen

- Self-Monitoring betreiben
- Konkret planen

Versuchen Sie, diese Strategien und Prinzipien in Ihren Alltag und für Ihre Zielsetzung anzuwenden. Dabei sind nicht
immer alle gleich passend oder relevant. Suchen Sie sich
diejenigen raus, die Sie bei der Veränderung Ihres Sitzverhaltens unterstützen können. Also, welche Strategien wollen Sie nutzen?

_____

_____

_____

_____

_____

_____

_____

Welche Personen holen Sie sich unterstützend mit ins Boot?
Als Bewegungspartner/-in:_____
Als Herausforderer/-in:_____
Als Kontrolleur/-in:_____ _____

Zu guter Letzt wollen wir uns noch kurz mit möglichen Hindernissen beschäftigen, die Ihnen bei Ihrer Zielerreichung im Weg stehen könnten. Überlegen Sie, was Sie von Ihren Plänen und Vorhaben abhalten könnte und wie Sie dem entgegentreten bzw. welche Gegenmaßnahmen hilfreich sein könnten.

Hindernis	Gegenmaßnahme

Ready to GO

Ständig auf Achse, aber so gut wie nie in Bewegung. So sieht der Alltag der allermeisten von uns aus. Beeinflusst von unserer Arbeitskultur und von den technischen Errungenschaften verbringen wir den Großteil unseres Lebens auf unseren vier Buchstaben. Wir kommen abends von der Arbeit nach Hause und denken als Erstes: »Man, jetzt war ich aber echt den ganzen Tag ›auf den Beinen‹, ich hau mich erst mal aufs Sofa. Da kriegt mich heute keiner mehr weg.«

Doch der Schein trügt. Keine Frage, die brennenden Füße oder die Rückenschmerzen sind keine Einbildung, sondern wirklich da. Aber eher, weil wir zu viel auf der Stelle gestanden oder gesessen und somit kaum unseren Körper und damit etwa die stützende Rumpfmuskulatur benutzt haben. Wir sind zwar gefühlt völlig K. o., haben uns über den gesamten Tag aber gar nicht oder nur spärlich bewegt. Und genau dort müssen und können wir ansetzen, auch ohne dass wir unseren kompletten Alltag umkrempeln. Es sind die kleinen Dinge, die in der Summe Verbesserungen nach sich ziehen. Sie trainieren schließlich nicht, um Elitesoldat oder Marsbewohner zu werden. Versuchen Sie einfach von allem ein gesundes Maß in Ihr Leben zu bringen. Tatsächlich ist weniger manchmal mehr. In diesem Fall: weniger Sitzen.

Das Schwierigste wird zweifelsohne sein, die alten Gewohnheiten abzulegen. Aber seien wir ehrlich, es wäre nicht das erste Mal im Leben, dass Sie sich oder Ihr Verhalten verändern. Sicherlich gab es schon den einen oder anderen Moment, in dem Sie dachten: »Warum hab ich das nicht schon eher gemacht?« Und ich kann Ihnen versprechen, in diesem Fall wird es sich wirklich lohnen. In den Ü-40ern noch eine Runde über den Fußballplatz rennen, weniger Rückenleiden durch Büroarbeit, beschwerdefrei die Treppen zur Wohnung hoch oder einfach nur ein paar Jahre mehr auf der Lebensuhr haben, die Sie mit den Enkeln genießen können. Kurzum: Sie müssen täglich nur ein klein wenig investieren, um über viele Jahre hinweg sehr viel herauszubekommen.

Möglichkeiten, um sich in Zukunft mehr zu bewegen, gibt es unzählige – ich habe Ihnen in diesem Buch schon so einige vorgestellt. Hier sind noch einmal ein paar Ideen um direkt loszulegen.

Doch seien Sie kreativ.

Gehen Sie darüber hinaus.

Und … los!

Am Arbeitsplatz

- Kollegen lieber direkt einen Besuch abstatten, als eine E-Mail zu schreiben oder anzurufen. Im persönlichen Gespräch lassen sich die meisten Angelegenheiten ohnehin viel schneller klären.
- Ein Telefonat als Aufforderung zum Stehen/Gehen nutzen.
- Lange Wege im Büro schaffen. Zum Beispiel den Mülleimer am anderen Ende des Raumes platzieren.
- Gespräche oder Meetings einfach mal im Gehen oder Stehen abhalten.
- Getränke in kleinen Portionen holen, das heißt Tee nicht

kannenweise kochen und Wasser nicht in einer Flasche am Morgen abfüllen.

- Dokumente einzeln drucken.
- Timer stellen, der uns stündlich daran erinnert, aufzustehen.
- Die Toilette im Stockwerk über dem eigenen Büro nutzen.
- Den Bürostuhl gegen einen Gymnastikball austauschen.
- Kleiner Spaziergang während der Mittagspause.
- Die Treppe anstatt des Aufzugs benutzen.
- Kleine Dehnübungen für einen verspannten Nacken und angestrengten Rücken in den Berufsalltag einbauen.

Bei der Fortbewegung

- Mit dem Fahrrad fahren oder zu Fuß gehen, wann immer es möglich ist.
- In Bus und Bahn einen Stehplatz wählen.
- Wenn man mit dem Bus oder der Straßenbahn unterwegs ist, eine Haltestelle früher aussteigen oder später einsteigen und den Rest der Strecke zu Fuß zurücklegen.
- Bei jeder Gelegenheit die Treppe anstatt des Aufzugs oder der Rolltreppe verwenden beziehungsweise bei Rolltreppen einfach die Stufen gehen, anstatt träge zu warten, bis man am Ende angekommen ist.
- Bei langen Autobahnfahrten regelmäßige Pausen einbauen, um das lange Sitzen zu unterbrechen. Die Pause für ein paar kleine Bewegungsübungen nutzen (beispielsweise Kniebeugen, Wadenheber, Step-ups, Dehnübungen) oder einfach ein paar Meter hin und her laufen.
- Im Flugzeug immer mal wieder aufstehen und eine kleine Runde drehen. Auch im Sitzen immer wieder die Wa-

denmuskulatur aktivieren, um die Venenpumpen anzuregen.

- Wenn man mit dem Auto unterwegs ist, ruhig etwas weiter entfernt vom Ziel parken. Auch zu Hause muss das Auto nicht direkt vor der eigenen Tür abgestellt werden.

In der Freizeit

- In der Stadt shoppen gehen, anstatt alles übers Internet zu bestellen. Da kann man die Sachen immerhin auch direkt anprobieren und weiß, wie die einzelnen Teile angezogen aussehen.
- Häufiger einfach mal spazieren gehen.
- Treffen mit Freunden mit bewegungsreichen Freizeitaktivitäten verbinden, z. B. Schwimmen gehen, Volleyball/Fußball spielen, Inlineskaten und Klettern.
- Sich einen Bewegungspartner suchen.
- Werbepausen als Bewegungspausen nutzen.
- Neue Lieblingsserie nur schauen, während man auf dem Hometrainer aktiv ist.
- Lassen Sie das innere Kind raus: Wenn Ihnen nach Rennen, Toben und Klettern ist, gehen Sie dem Drang nach.

Im Haushalt

- Das Essen selbst zubereiten.
- Hausarbeit als Bewegungschance nutzen. Damit schlagen Sie zwei Fliegen mit einer Klappe.
- Kleine Einkäufe zu Fuß oder mit dem Fahrrad erledigen.
- Sich einige Küchenarbeiten nicht von elektrischen Geräten abnehmen lassen, z. B. Plätzchen-/Pizzateig vermengen und Geschirr spülen.

- Bewegungsmöglichkeiten in den eigenen vier Wänden schaffen, z. B. Gymnastikmatte griffbereit lagern, den Hometrainer leicht zugänglich machen oder Zettel mit Bewegungsaufforderungen in der Wohnung verteilen.
- Laub per Hand fegen, nicht mit einem Luftgebläse.
- Zum Rasenmähen einen normalen Rasenmäher verwenden, keinen kleinen Traktor.
- Ein schöner Garten macht einiges her und Gartenarbeit bringt den Kreislauf in Schwung.

Sie sehen, Möglichkeiten gibt es viele. Also, worauf warten Sie noch? Fangen Sie gleich an und werden Sie aktiv. Warum nicht mit einem Coffee to go …?!

Danksagung

Ich kann mich heute noch ganz genau an einen Nachmittag im Jahr 2008 erinnern – das war das Jahr, in dem ich mein Abi gemacht habe und in die Welt hinauszog. Da saß ich mit meiner besten Freundin in einem kleinen Café meiner Heimatstadt. Damals haben wir einen Briefumschlag versiegelt, der erst in zehn Jahren wieder geöffnet werden sollte. Der Briefumschlag enthielt einen Zettel, auf dem stand, was wir in der Zwischenzeit erreicht haben wollten. Und ich weiß nicht, liebe Evi, ob du dich noch daran erinnerst, aber unter anderem stand auf meiner Liste: *Mein erstes Buch veröffentlichen.* Heute schreiben wir das Jahr 2017 und ich kann tatsächlich mein erstes Buch in den Händen halten. Danke für diese Liste, die über all die Jahre in meinem Hinterkopf blieb.

An dieser Stelle möchte ich auch meiner Familie danken, die mir seit jeher bei all meinen Ideen und Plänen den Rücken gestärkt hat. Vor allem meinem Bruder Dominique danke ich dafür, dass er meine Träume und Visionen über all die Jahre mit mir geträumt hat und in Gedanken immer bereit ist, diesen einen Schritt weiterzugehen, mit dem wir uns gegenseitig vorantreiben. Danke, dass du immer für mich da bist und mir mit Rat und Tat zur Seite stehst.

Ganz besonderer Dank gilt auch meinem Freund Enrico, der mich auf diesem langen Weg von der Buchidee bis zum letzten Punkt tatkräftig unterstützt hat. Danke, dass du durch all die Höhen und Tiefen dieses Prozesses mit mir gegangen bist. Danke für deine vielen Ideen und deinen kreativen Witz, der meiner wissenschaftlichen Korrektheit immer wieder die nötige Lockerheit eingepflanzt hat. Auch bin ich dir für deine kritischen Anmerkungen und die vielen Stunden des Überarbeitens dankbar. Und überhaupt: Danke für dein Ohr, das sich stets all meine Ideen anhört, egal wie wirr und vage sie manchmal auch sind. Danke, dass du mit mir lebst und träumst und dabei stets die sichernde Leine zum Boden fest in den Händen hältst.

Nicht fehlen in dieser Auflistung dürfen meine ehemaligen Arbeitskollegen vom Institut für Therapie- und Gesundheitsforschung in Kiel (IFT-Nord), allen voran Barbara Isensee und Reiner Hanewinkel, die in meiner Dissertation bereits der namentlichen Nennung entbehren mussten. Doch nicht dieses Mal. Am IFT-Nord bin ich im Zuge meiner Promotion erstmals mit dem Thema „Sitzen" in Berührung gekommen und seitdem hat es mich nicht mehr losgelassen. Danke für die Freiheiten bei der Findung und Bearbeitung des Themas. Danke für die Möglichkeiten, dem zu folgen, was mich wirklich interessiert. Vielen Dank für die Unterstützung.

Und natürlich geht ein ganz großes Dankeschön an den Heyne-Verlag, der von mir und meiner Idee überzeugt war und mir die einmalige Chance gab, mein allererstes Buch zu veröffentlichen. Insbesondere Charlotte Rock sei hier hervorgehoben, auf deren Tisch mein Exposé erstmals landete. Sie erkannte sofort, dass Ottfried das Zeug zum Buchhelden hat.

Danke für die gute Zusammenarbeit, die konstruktive Kritik und offene Kommunikation. Danke für die Möglichkeit, diesen mir wichtigen Punkt auf meiner Zehn-Jahres-Liste abhaken zu können. Zudem möchte ich Carina Heer danken, die mein Buch redigiert hat. Ich danke Ihnen für die hilfreichen Anmerkungen und guten Ideen, um das Beste aus dem Text herauszuholen.

In der Psychologie gibt es den sogenannten Reihenfolgeeffekt. Das heißt, dass bestimmte Positionen in einer Aufzählung für uns von besonderer Relevanz sind. Eine dieser Positionen ist die letzte. Daher möchte ich an dieser entscheidenden Stelle Ihnen danken, meinen Lesern und Leserinnen. Für Sie entstand dieses Buch und Ihre Meinung ist es, die am Ende wirklich zählt. Ich hoffe, dass ich Ihre Erwartungen an dieses Buch erfüllen und Sie einen (gesundheitlichen) Mehrwert daraus ziehen konnten. Ich danke Ihnen sehr für Ihr Interesse.

Literatur

Was dann geschah

Vom Nomaden zum Landwirt

Gronenborn, D., & Terberger, T. (2014). *Vom Jäger und Sammler zum Bauern: Die Neolithische Revolution. Archäologie in Deutschland, Sonderheft.* Darmstadt: Theiss Verlag.

Stein, G. (2010). *From Hunters to Farmers: A Revolution in Human History.* Essay. The University of Chicago: The Oriental Institute.

Stein, G. (2010). The »Neolithic Revolution«. Essay. The University of Chicago: The Oriental Institute.

Die Amish – vorindustrielle Alltagsathleten

Bassett, D. R., Schneider, P. L., & Huntington, G. E. (2004). Physical Activity in an Old Order Amish Community. *Medicine & Science in Sports & Exercise,* 36(1), 79–85.

Bassett, D. R., Wyat, H. R., Thompson, H., Peters, J. C., & Hill, J. O. (2010). Pedometer-Measured Physical Activity and Health Behavior in United States Adults. *Medicine & Science in Sports & Exercise,* 42(10), 1819–1825.

Craig, C. L., Marshall, A. L., Sjostrom, M., Bauman, A., Booth, M. L., Ainsworth, B. E., Pratt, M., Ekelund, U., Yngve, A., Sallis, J. F., & Oja, P. (2003). International Physical Activity Questionnaire: 12-country reliability and validity. *Medicine & Science in Sports & Exercise,* 35, 1381–1395.

Tigbe, W. W., Lean, M. E. J., & Granat, M. H. (2011). A physically active occupation does not result in compensatory inactivity during out-of-work hours. *Preventive Medicine, 53*(1–2), 48–52.

Die Welle der Bequemlichkeit erfasst alles

Church, T. S., Thomas, D. M., Tudor-Locke, C., Katzmarzyk, P. T., Earnest, C. P., Rodarte, R. Q., Martin, C. K., Blair, S. N., & Bouchard, C. (2011). Trends over 5 Decades in U. S. Occupation-Related Physical Activity and Their Associations with Obesity. *PLOS ONE, 6*(5), e19657.

Warum zwei Minuten keinen Tag verändern

Darwin, C. (1860). *Über die Entstehung der Arten im Thier- und Pflanzen-Reich durch natürliche Züchtung, oder Erhaltung der vervollkommneten Rassen im Kampfe um's Daseyn.* Stuttgart: E. Schweizerbart'sche Verlagshandlung.

Eaton, S. B., Konner, M., & Shostak, M. (1988). Stone Agers in the Fast Lane: Chronic Degenerative Diseases in Evolutionary Perspective. *The American Journal of Medicine, 84*(4), 739–749.

Henneberg, M., & George, B. J. (1992). A further study of the high incidence of the median artery of the forearm in Southern Africa. *Journal of Anatomy, 181*(Pt. 1), 151–154.

Itan, Y., Powell, A., Beaumont, M. A., Burger, J., & Thomas, M. G. (2009). The Origins of Lactase Persistence in Europe. *PLOS Computational Biology, 5*(8), e1000491.

Lamarck, J.-B. de (1873). *Zoologische Philosophie. Nebst einer biographischen Einleitung von Charles Martins.* Leipzig: Ambrosius Abel.

Wie uns die Steinzeitsportler abhängen

Cordain, L., Gotshall, R. W., & Eaton, S. B. (1998). Physical activity, energy expenditure and fitness – an evolutionary perspective. *International Journal of Sports Medicine, 19*, 328–335.

Eaton, S. B., & Eaton, S. B. (2003). An evolutionary perspective on human physical activity: implications for health. *Comparative Biochemistry and Physiology Part A,* 136, 153–159.

Shephard, R. J., & Rode, A. (1996). *The Health Consequences of ›Modernization‹ – Evidence from Circumpolar Peoples.* Cambridge: Cambridge University Press, 305–338.

Das Fitnessprogramm der Steinzeit

Reicheneder, B., Müller, D. (2016). *Die Original MovNat-Workouts.* München: BLV Buchverlag.

Santana, J. C. (2016). *Functional Training: Das große Handbuch.* München: riva.

Tabata, I., Nishimura, K., Kouzaki, M., Hirai, Y., Ogita, F., Miyachi, M., & Yamamoto, K. (1996). Effects of moderate-intensity endurance and high-intensity intermittent training on anaerobic capacity and VO2max. *Medicine & Science in Sports & Exercise,* 28(10), 1327–1330.

Du bist, was du isst

Cordain, L., Eaton, S. B., Miller, B. J., Mann, N., & Hill, K. (2002). The paradoxical nature of hunter-gatherer diets: meat-based, yet non-atherogenic. *European Journal of Clinical Nutrition,* 56 (Supplement 1), 42–52.

Eaton, S. B., Konner, M., & Shostak, M. (1988). Stone Agers in the Fast Lane: Chronic Degenerative Diseases in Evolutionary Perspective. *The American Journal of Medicine,* 84(4), 739–749.

Mattson, M. P., Allison, D. B., Fontana, L., Harvie, M., Longo, V. D., Malaisse, W. J., Mosley, M., Notterpek, L., Ravussin, E., Scheer, F. A. J. L., Seyfried, T. N., Varady, K. A., & Panda, S. (2014). Meal frequency and timing in health and disease. *Proceedings of the National Academy of Sciences of the United States of America,* 111(47), 16647–16653.

Der Homo sedentarius

Der Homo sedentarius in Zahlen

Bassett, D. R., Schneider, P. L., & Huntington, G. E. (2004). Physical Activity in an Old Order Amish Community. *Medicine & Science in Sports & Exercise,* 36(1), 79–85.

Fröböse, I., & Wallmann-Sperlich, B. (2015). *Der DKV-Report »Wie gesund lebt Deutschland?«.* Köln: Zentrum für Gesundheit durch Sport und Bewegung der Deutschen Sporthochschule Köln.

Matthews, C. E., Chen, K. Y., Freedson, P. S., Buchowski, M. S., Beech, B. M., Pate, R. R., & Troiano, R. P. (2008). Amount of Time Spent in Sedentary Behaviors in the United States, 2003–2004. *American Journal of Epidemiology,* 167(7), 875–881.

Schuna, J. M., Johnson, W. D., & Tudor-Locke, C. (2013). Adult self-reported and objectively monitored physical activity and sedentary behavior: NHANES 2005–2006. *International Journal of Behavioral Nutrition and Physical Activity,* 10, 126.

In der Sitzfalle

Bassett, D. R., jr., Pucher, J., Buehler, R., Thompson, D. L., & Crouter, S. E. (2008). Walking, Cycling, and Obesity Rates in Europe, North America, and Australia. *Journal of Physical Activity and Health,* 5, 795–814.

Clemes, S. A., O'Connell, S. E., & Edwardson, C. L. (2014a). Office workers' objectively measured sedentary behavior and physical activity during and outside working hours. *Journal of Occupational and Environmental Medicine,* 56(3), 298–303.

Clemes, S. A., Patel, R., Mahon, C., & Griffiths, P. L. (2014b). Sitting time and step counts in office workers. *Occupational Medicine,* 64(3), 188–192.

Follmer, R., Gruschwitz, D., Jesske, B., Quandt, S., Lenz, B., Nobis,

C., Köhler, K., & Mehlin, M. (2010). *Mobilität in Deutschland 2008: Ergebnisbericht.* Bonn und Berlin: Bundesministerium für Verkehr, Bau und Stadtentwicklung.

Fröböse, I., & Wallmann-Sperlich, B. (2015). *Der DKV-Report »Wie gesund lebt Deutschland?«.* Köln: Zentrum für Gesundheit durch Sport und Bewegung der Deutschen Sporthochschule Köln.

Parry, S., & Straker, L. (2013). The contribution of office work to sedentary behaviour associated risk. *BMC Public Health,* 13, 296.

Thorp, A., Healy, G., Winkler, E., Clark, B., Gardiner, P., Own, N., & Dunstan, D. (2012). Prolonged sedentary time and physical activity in workplace and non-work contexts: a cross-sectional study of office, customer service and call center employees. *International Journal of Behavioral Nutrition and Physical Activity,* 9(1), 128.

Tigbe, W. W., Lean, M. E. J., & Granat, M. H. (2011). A physically active occupation does not result in compensatory inactivity during out-of-work hours. *Preventive Medicine,* 53(1–2), 48–52.

Warum sitzen wir überhaupt so viel?

Centers for Disease Control and Prevention (2014). *State Indicator Report on Physical Activity, 2014.* Atlanta, GA: U. S. Department of Health and Human Services.

Epstein, L. H. (1998). Integrating Theoretical Approaches to Promote Physical Activity. *American Journal of Preventive Medicine,* 15(4), 257–265.

Epstein, L. H., & Roemmich, J. N. (2001). Reducing Sedentary Behavior: Role in Modifying Physical Activity. *Exercise and Sport Sciences Reviews,* 29(3), 103–108.

Levine, J. A. (2014). *Get Up!: Why Your Chair is Killing You and What You Can Do About it.* London: Palgrave Macmillan.

Nocon, M., Müller-Riemenschneider, F., Nitzschke, K., & Willich, S. N. (2010). Increasing physical activity with point-of-choice prompts – a systematic review. *Scandinavian Journal of Public Health,* 38(6), 633–638.

Wie uns langes Sitzen krank macht

Chau, J. Y., Grunseit, A. C., Chey, T., Stamatakis, E., Brown, W. J., Matthews, C. E., Bauman, A. E., & van der Ploeg, H. P. (2013). Daily Sitting Time and All-Cause Mortality: A Meta-Analysis. *PLOS ONE,* 8(11), e80000.

Ding, D., Rogers, K., van der Ploeg, H., Stamatakis, E., & Bauman, A. E. (2015). Traditional and Emerging Lifestyle Risk Behaviors and All-Cause Mortality in Middle-Aged and Older Adults: Evidence from a Large Population-Based Australian Cohort. *PLOS Medicine,* 12(12), e1001917.

Grøntved, A., & Hu, F. B. (2011). Television viewing and risk of type 2 diabetes, cardiovascular disease, and all-cause mortality: a meta-analysis. *JAMA,* 305, 2448–2455.

Levine, J. A. (2014). Lethal Sitting: Homo Sedentarius Seeks Answers. *Physiology,* 29, 300–301.

Herz-Kreislauf-Erkrankungen

Ford, E. S., & Caspersen, C. J. (2012). Sedentary behaviour and cardiovascular disease: a review of prospective studies. *International Journal of Epidemiology,* 41(5), 1338–1353.

Homans, J. (1954). Thrombosis of the deep leg veins due to prolonged sitting. *New England Jounal of Medicine,* 250, 148–149.

Morris, J. N., Heady, J. A., Raffle, P. A. B., Roberts, C. G., & Parks, J. W. (1953). Coronary heart disease and physical activity of work. *Lancet,* 265, 1111–1120.

Morris, J. N., & Raffle, P. A. (1954). Coronary heart disease in transport workers – progress report. *British Journal of Industrial Medicine,* 11, 260–264.

Naide, M. (1957). Prolonged TV viewing as a cause of venous and arterial thrombosis in legs. *JAMA,* 165, 681–682.

Übergewicht

Heinonen, I., Helajärvi, H., Pahkala, K., Heinonen, O. J., Hirvensalo, M., Pälve, K., Tammelin, T., Yang, X., Juonala, M., Mikkilä, V., Kähönen, M., Lehtimäki, T., Viikari, J., & Raitakari, O. T. (2013). Sedentary behaviours and obesity in adults: the Cardiovascular Risk in Young Finns Study. *BMJ open,* 3, e002901.

Mozaffarian, D., Hao, T. Rimm, E. B., Willet, W. C., & Hu, F. B. (2011). Changes in diet and lifestyle and long-term weight gain in women and men. *New England Journal of Medicine,* 364, 2392–2404.

Ng, M., Fleming, T., Robinson, M., Thomson, B., Graetz, N., Margono, C., et al. (2014). Global, regional, and national prevalence of overweight and obesity in children and adults during 1980–2013: a systematic analysis for the Global Burden of Disease Study 2013. *Lancet,* 384(9945), 766–781.

Ogden, C. L., Carroll, M. D., Kit, B. K., & Flegal K. M. (2014). Prevalence of childhood and adult obesity in the United States, 2011–2012. *Journal of the American Medical Association,* 311(8), 806–814.

Pearson, N., Biddle, S. (2011). Sedentary Behavior and Dietary Intake in Children, Adolescents, and Adults: A Systematic Review. *American Journal of Preventive Medicine,* 41(2), 178–188.

Shields, M., & Tremblay, M. S. (2008). Sedentary behavior and obesity. *Health Report,* 19, 19–30.

Tremblay, M. S., LeBlanc, A. G., Janssen, I., Kho, M. E., Hicks, A., Murumets, K., et al. (2011). Canadian sedentary behaviour guidelines for children and youth. *Applied Physiology, Nutrition, and Metabolism,* 36, 59–64.

Weltgesundheitsorganisation (2000). Obesity: Preventing and Managing the Global Epidemic. Genf: Weltgesundheitsorganisation.

Diabetes mellitus Typ 2

de Rezende, L. F. M., Lopes, M. R., Rey-Lopez, J. P., Matsudo, V. K. R., & Luiz, O. C. (2014). Sedentary Behavior and Health Outcomes: An Overview of Systematic Reviews. *PLOS ONE,* 9(8), e105620.

Dunstan, D. W., Kingwell, B. A., Larsen, R., Healy, G. N., Cerin, E., Hamilton, M. T., Shaw, J. E., Bertovic, D. A., Zimmet, P. Z., Salmon, J., & Owen, N. (2012). Breaking up prolonged sitting reduces postprandial glucose and insulin response. *Diabetes Care,* 35, 976–983.

Grøntved, A., & Hu, F. B. (2011). Television viewing and risk of type 2 diabetes, cardiovascular disease, and all-cause mortality: a meta-analysis. *JAMA,* 305, 2448–2455.

Heidemann, C., Du, Y., Schubert, I., Rathmann, W., & Scheidt-Nave, C. (2013). Prävalenz und zeitliche Entwicklung des bekannten Diabetes mellitus: Ergebnisse der Studie zur Gesundheit Erwachsener in Deutschland (DEGS1). *Bundesgesundheitsblatt Gesundheitsforschung Gesundheitsschutz,* 56(5/6), 668–677.

Maier, W., Holle, R., Hunger, M., Peters, A., Meisinger, C., Greiser, K. H., Kluttig, A., Völzke, H., Schimpf, S., Moebus, S., Bokhof, B., Berger, K., Mueller, G., Rathmann, W., Tamayo, T., Mielck, A., & DIAB-CORE Consortium (2013). The impact of regional deprivation and individual socio-economic status on the prevalence of Type 2 diabetes in Germany. A pooled analysis of five population-based studies. *Diabetic Medicine,* 30(3), e78–86.

Nygaard, H., Tomten, S. E., Høstmark, A. T. (2009). Slow postmeal walking reduces postprandial glycemia in middle-aged women. *Applied Physiology, Nutrition, and Metabolism,* 34, 1087–1092.

Sigal, R. J., Armstrong M. J., Colby, P., Kenny, G. P., Plotnikoff, R. C. Reichert, S. M., & Riddell, M. C. (2013). Physical Activity and Diabetes. *Canadian Journal of Diabetes,* 37(Suppl 1), 40–44.

Stephens, B. R., Granados, K., Zderic, T. W., Hamilton, M. T., Braun, B. (2011). Effects of 1 day of inactivity on insulin action in healthy men and women: interaction with energy intake. *Metabolism,* 60, 941–949.

Blutfettwerte

Crichton, G. E., & Alkerwi, A. (2015). Physical activity, sedentary behavior time and lipid levels in the Observation of Cardiovascular Risk Factors in Luxembourg study. *Lipids in Health and Disease,* 14, 87.

Hamilton, M. T., Healy, G. N., Dunstan, D. W., Zderic, T. W., & Owen, N. (2008). Too little exercise and too much sitting: Inactivity physiology and the need for new recommendations on sedentary behavior. *Current Cardiovascular Risk Reports,* 2(4), 292–298.

Muskeln, Sehnen und Knochen

de Rezende, L. F. M., Lopes, M. R., Rey-Lopez, J. P., Matsudo, V. K. R., & Luiz, O. C. (2014). Sedentary Behavior and Health Outcomes: An Overview of Systematic Reviews. *PLOS ONE,* 9(8), e105620.

Hoy, D., Bain, C., Williams, G., March, L., Brooks, P., Blyth, F., Woolf, A., Vos, T. & Buchbinder, R. (2012). A systematic review of the global prevalence of low back pain. *Arthritis & Rheumatism,* 64(6), 2028–2037.

Ryan, T. M., Shaw, C. N. (2015). Gracility of the modern Homo sapiens skeleton is the result of decreased biomechanical loading. *Proceeding of the National Academy of Sciences of the United States of America,* 112(2), 372–377.

Techniker Krankenkasse (2016). *Gesundheitsreport 2016: Gesundheit zwischen Beruf und Familie.* Hamburg: Techniker Krankenkasse.

Krebserkrankungen

Bosutti, A., Malaponte, G., Zanetti, M., Castellino, P., Heer, M., Guarnieri, G., & Biolo, G. (2008). Calorie restriction modulates inactivity-induced changes in the inflammatory markers C-reactive protein and pentraxin-3. *The Journal of Clinical Endocrinology and Metabolism,* 93(8), 3226–3229.

de Rezende, L. F. M., Lopes, M. R., Rey-Lopez, J. P., Matsudo, V. K. R., & Luiz, O. C. (2014). Sedentary Behavior and Health Outcomes: An Overview of Systematic Reviews. *PLOS ONE,* 9(8), e105620.

Schmid, D., & Leitzmann, M. F. (2014). Television Viewing and Time Spent Sedentary in Relation to Cancer Risk: A Meta-Analysis. *Journal of the National Cancer Institute,* 106:7.

Psychische Gesundheit

Paluska, S. A., & Schwenk, T. L. (2000). Physical Activity and Mental Health – Current Concepts. *Sports Medicine,* 29(3), 167–180.

Teychenne, M., Ball, K., & Salmon, J. (2010). Sedentary behavior and depression among adults: A review. *International Journal of Behavioral Medicine,* 17(4), 246–254.

Teychenne, M., Costigan, S. A., & Parker, K. (2015). The association between sedentary behavior and risk of anxiety: a systematic review. *BMC Public Health,* 15:513.

Vina, J., Sanchis-Gomar, F., Martinez-Bello, V., & Gomez-Cabrera,

M. C. (2012). Exercise acts as a drug; the pharmacological benefits of exercise. *British Journal of Pharmacology,* 167, 1–12.

Warum Sport nur die halbe Miete ist

Kruk, J. (2007). Physical activity in the prevention of the most fre-
quent chronic diseases: an analysis of the recent evidence. *Asian
Pacific Journal of Cancer Prevention,* 8(3), 325–338.

Pate, R. R., O'Neill, J. R., & Lobelo, F. (2008). The Evolving Definition of »Sedentary«. *Exercise and Sport Sciences Reviews,*
36(4), 173–178.

Penedo, F. J., & Dahn, J. R. (2005). Exercise and well-being: a review of mental and physical health benefits associated with
physical activity. *Current Opinion in Psychiatry,* 18(2), 189–193.

Sedentary Behaviour Research Network. (2012). Letter to the edi-
tor: standardized use of the terms »sedentary« and »sedentary
behaviours«. *Applied Physiology, Nutrition, and Metabolism,*
37(3), 540–542.

Tremblay, M. S., Colley, R. C., Saunders, T. J., Healy, G. N., &
Owen, N. (2010). Physiological and health implications of a
sedentary lifestyle. *Applied Physiology, Nutrition and Metabolism,* 35(6), 725–740.

Warburton, D. E. R., Nicol, C. W., & Bredin, S. S. D. (2006). Health
benefits of physical activity: the evidence. *Canadian Medical
Association Journal,* 174(6), 801–809.

Bewegung findet auf einem Kontinuum statt

Ainsworth, B. E., Haskell, W. L., Leon, A. S., Jacobs, D. R. Jr., Mon-
toye, H. J., Sallis, J. F., & Pfaffenberger, R. S. Jr. (1993). Compendium of Physical Activities: energy costs of human move-
ment. *Medicine & Science in Sports & Exercise,* 25, 71–80.

Ainsworth, B. E., Haskell, W. L., Whitt, M. C., Irwin, M. L., Swartz,

A. M., Strath, S. J., O'Brien, W. L., Bassett, D. R., Schmitz, K. H., Emplaincourt, P. O., Jacobs, D. R., & Leon, A. S. (2000). Compendium of Physical Activities: an update of activity codes and MET intensities. *Medicine & Science in Sports & Exercise,* 32 (9 Supplement), 498–516.

Eine halbe Stunde Sport und der Rest des Tages ist egal?

Craft, L. L., Zderic, T. W., Gapstur, S. M., Vaniterson, E. H., Thomas, D. M., Siddique, J., & Hamilton, M. T. (2012). Evidence that women meeting physical activity guidelines do not sit less: an observational inclinometry study. *International Journal of Behavioral Nutrition and Physical Activity,* 9:122.

Crespo, N. C., Mullane, S. L., Zeigler, Z. S., Buman, M. P., & Gaesser, G. A. (2016). Effects of Standing and Light-Intensity Walking and Cycling on 24-h Glucose. *Medicine & Science in Sports & Exercise,* 48(12), 2503–2511.

Ekelund, U., Steene-Johannessen, J., Brown, W. J., Fagerland, M. W., Owen, N., Powell, K. E., Bauman, A., Lee, I. M., Lancet Physical Activity Series 2 Executive Committee, & Lancet Sedentary Behaviour Working Group. (2016). Does physical activity attenuate, or even eliminate, the detrimental association of sitting time with mortality? A harmonised meta-analysis of data from more than 1 million men and women. *Lancet,* 388(10051), 1302–1310.

Koster, A., Caserotti, P., Patel, K. V., Matthews, C. E., Berrigan, D., Van Domelen, D. R., et al. (2012). Association of Sedentary Time with Mortality Independent of Moderate to Vigorous Physical Activity. *PLOS ONE,* 7(6), e37696.

Marsaux, C. F. M., Celis-Morales, C., Hoonhout, J., Claassen, A., Goris, A., Forster, H., Fallaize, R., Macready, A. L., Navas-Carretero, S., Kolossa, S., Walsh, M. C., Lambrinou, C.-P., Manios, Y., Godlewska, M., Traczyk, I., Lovegrove, J. A., Martinez, J.

A., Daniel, H., Gibney, M., Mathers, J. C., & Saris, W. H. M. (2016). Objectively Measured Physical Activity in European Adults: Cross-Sectional Findings from the Food4Me Study. *PLOS ONE*, 11(3), e0150902.

Troiano, R. P., Berrigan, D., Dodd, K. W., Mâsse, L. C., Tillert, T., & McDowell, M. (2008). Physical Activity in the United States Measured by Accelerometer. *Medicine & Science in Sports & Exercise*, 40(1), 181–188.

Weltgesundheitsorganisation (2010). *Global recommendations on physical activity for health.* Genf: Weltgesundheitsorganisation.

Zeigler, Z. S., Mullane, S. L., Crespo, N. C., Buman, M. P., & Gaesser, G. A. (2016). Effects of Standing and Light-Intensity Activity on Ambulatory Blood Pressure. *Medicine & Science in Sports & Exercise*, 48(2), 175–181.

NEAT – der heimliche Superstar im Energieverbrauch

Archer, E., Shook, R. P., Thomas, D. M., Church, T. S., Katzmarzyk, P. T., Hébert, J. R., McIver, K. L., Hand, G. A., Lavie, C. J., & Blair, S. N. (2013). 45-Year Trends in Women's Use of Time and Household Management Energy Expenditure. *PLOS ONE*, 8(2), e56620.

Lanningham-Foster, L., Nysse, L. J., & Levine, J. A. (2003). Labor Saved, Calories Lost: The Energetic Impact of Domestic Labor-saving Devices. *Obesity Research*, 11(10), 1178–1181.

Levine, J. A. (2007). Nonexercise activity thermogenesis – liberating the life-force. *Journal of Internal Medicine*, 262, 273–287.

Levine, J. A. (2004). Non-exercise Activity Thermogenesis. *Nutrition Reviews*, 62(7), 82–97.

Levine, J. A., McCrady, S. K., Boyne, S., Smith, J., Cargill, K., & Forrester, T. (2011). Non-exercise Physical Activity in Agricultural and Urban People. *Urban Studies*, 48(11), 2417–2427.

NEAT und unsere Gesundheit

Ekblom-Bak, E., Ekblom, B., Vikström, M., de Faire, U., & Hell-énius, M.-L. (2014). The importance of non-exercise physical activity for cardiovascular health and longevity. *British Journal of Sports Medicine,* 48, 233–238.

Hallgren, M., Herring, M. P., Owen, N., Dunstan, D., Ekblom, Ö., Helgadottir, B., Nakitanda, O. A., & Forsell, Y. (2016). Exercise, Physical Activity, and Sedentary Behavior in the Treatment of Depression: Broadening the Scientific Perspectives and Clinical Opportunities. *Frontiers in Psychiatry,* 7:36.

Levine, J. A., Eberhardt, N. L., & Jensen, M. D. (1999). Role of Non-exercise Activity Thermogenesis in Resistance to Fat Gain in Humans. *Science,* 283, 212–214.

Matthews, C. E., Jurj, A. L., Shu, X., Li, H.-L., Yang, G., Li, Q., Gao, Y.-T., & Zheng, W. (2007). Influence of Exercise, Walking, Cycling, and Overall Nonexercise Physical Activity on Mortality in Chinese Women. *American Journal of Epidemiology,* 165(12), 1343–1350.

Den Superalten auf der Spur

Wilhelmsen, L., Svärdsudd, K., Eriksson, H., Rosengren, A., Hansson, P.-O., Welin, C., Odén, A., & Welin, L. (2011). Factors associated with reaching 90 years of age: a study of men born in 1913 in Gothenburg, Sweden. *Journal of Internal Medicine,* 269, 441–451.

Yates, L. B., Djoussé, L., Kurth, T., Buring, J. E., & Gaziano, J. M. (2008). Exceptional longevity in men: modifiable factors associated with survival and function to age 90 years. *Archives of Internal Medicine,* 168(3), 284–290.

Raus aus der Sitzfalle – so klappt's

Lally, P., van Jaarsveld, C. H. M., Potts, H. W. W., & Wardle, J. (2010). How are habits formed: Modelling habit formation in the real world. *European Journal of Social Psychology,* 40, 998–1009.

Ziele setzen

Drucker, P. F. (1956). *Praxis des Managements.* Düsseldorf: Econ.

Locke, E. A., & Latham, G. P. (2002). Building a Practically Useful Theory of Goal Setting and Task Motivation. *American Psychologist,* 57(9), 705–717.

Prinzipien der Verhaltensökonomie

Epstein, L. H. (1998). Integrating Theoretical Approaches to Promote Physical Activity. *American Journal of Preventive Medicine,* 15(4), 257–265.

Epstein, L. H., & Roemmich, J. N. (2001). Reducing Sedentary Behavior: Role in Modifying Physical Activity. *Exercise and Sport Sciences Reviews,* 29(3), 103–108.

Raynor, D. A., Coleman, K. J., & Epstein, L. H. (1998). Effects of Proximity on the Choice to Be Physically Active or Sedentary. *Research Quarterly for Exercise and Sport,* 69(1), 99–103.

Torbeyns, T., Bailey, S., Bos, I., & Meeusen, R. (2014). Active Workstations to Fight Sedentary Behaviour. *Sports Medicine,* 44, 1261–1273.

Soziale Unterstützung

Michie, S., Abraham, C., Whittington, C., McAteer, J. & Gupta, S. (2009). Effective techniques in healthy eating and physical activity interventions: a meta-regression. *Health Psychology,* 28(6), 690–701.

Zhang, J., Brackbill, D., Yang, S., & Centola, D. (2015). Efficacy and causal mechanism of an online social media intervention to increase physical activity: Results of a randomized controlled trial. *Preventive Medicine Reports, 2,* 651–657.

Self-Monitoring

Gibbs, B. B., Hergenroeder, A. L., Katzmarzyk, P. T., Lee, I., & Jakicic, J. M. (2014). Definition, Measurement, and Health Risks associated with Sedentary Behavior. *Medicine & Science in Sports & Exercise, 47*(6), 1295–1300.

Michie, S., Abraham, C., Whittington, C., McAteer, J. & Gupta, S. (2009). Effective techniques in healthy eating and physical activity interventions: a meta-regression. *Health Psychology, 28*(6), 690–701

Snyder, M. (1974). Self-Monitoring of Expressive Behavior. *Journal of Personality and Social Psychology, 30*(4), 526–537.

Zepeda, L., & Deal, D. (2008). Think before you eat: photographic food diaries as intervention tools to change dietary decision making and attitudes. *International Journal of Consumer Studies, 32*(6), 692–698.

Konkret planen

Gollwitzer, P. M. (1999). Implementation intentions: Strong effects of simple plans. *American Psychologist, 54,* 493–503.

Sheeran, P. (2002). Intention-behavior relations: A conceptual and empirical review. *European review of social psychology, 12,* 1–36.